TILL BASTIAN

Arzt, Helfer, Mörder

Eine Studie über die Bedingungen
medizinischer Verbrechen

TILL BASTIAN

Arzt, Helfer, Mörder

Eine Studie über die Bedingungen
medizinischer Verbrechen

JUNFERMANN-VERLAG · PADERBORN

1982

CIP-Kurztitelaufnahme der Deutschen Bibliothek

Bastian, Till:
Arzt, Helfer, Mörder: e. Studie über d. Bedingungen
med. Verbrechen / Till Bastian
Paderborn: Junfermann, 1982.
ISBN 3-87387-194-7

© Junfermannsche Verlagsbuchhandlung, Paderborn 1982

Lektorat: Christoph Schmidt

Einband-Gestaltung: Till Bastian

Gesamtherstellung: Junfermannsche Verlagsbuchhandlung und Verlagsdruckerei,
Paderborn.

ISBN 3-87387-194-7

Inhalt

Vorwort

Ärzte tun im allgemeinen so, als seien sie sehr von sich selbst überzeugt. Sie wissen, daß ihr Stand das höchste Sozialprestige genießt; ihre Arbeit ist notwendig, unentbehrlich. Ihr Studium ist lang und schwierig, ihre Tätigkeit anstrengend und verantwortungsvoll. Die von den Ausbildungsinstitutionen erzwungene Leistungsbereitschaft führt dazu, daß der Handlungsdruck, unter dem die meisten Ärzte während ihrer Arbeit stehen, zu einer unbewußten Selbstverständlichkeit wird. Mehr Medizin heißt automatisch auch mehr Gesundheit. Die Folge ist beispielsweise der Boom der Vorsorgeuntersuchungen, deren lebensverlängernder Wert bisher nicht nachgewiesen ist, während ihre Kosten und die mit ihnen verbundene Mißachtung der einfühlenden Beziehung zum eigenen Körper deutlich sind. Ein anderes Beispiel: Amerikanische Ärzte haben einmal die Handlungsbereitschaft ihrer Kollegen geprüft, indem sie zweimal die (kleinere) Gruppe von Kindern, bei denen ein Team von HNO-Spezialisten die Entfernung der Rachenmandeln nicht für angezeigt hielt, erneut einer anderen Gruppe von Fachärzten vorstellten. Jedesmal fanden sich wieder Patienten für diesen Eingriff. Wäre es nach den Ärzten gegangen, hätten am Ende nur ganz wenige Kinder ihre Mandeln behalten.

Till Bastian führt in diesem Buch seine früheren Arbeiten über die Medizin im Nationalsozialismus weiter. Er kann zeigen, daß nicht eine böse Ideologie das weißbemäntelte Unschuldslamm der naturwissenschaftlichen Medizin verführt hat, sondern daß diese selbst, in ihrem Streben nach perfektionistischer Kontrolle der Natur, faschistische Neigungen hat. Der Tätigkeitsdrang der Mediziner ist oft die Überkompensation eines tief sitzenden Gefühls von Ohnmacht, das durch Bravourstücke wie die Herztransplantationen eine Zeitlang verdrängt werden kann. Bastian wendet nicht nur Überlegungen aus dem Themenkreis des „hilflosen Helfers" auf die Medizin an, sondern greift auch das ganze Verhältnis der naturwissenschaftlichen Medizin zu den Naturvorgängen auf. Die Betrachtung von außen und das technische Bemühen um Herrschaft und Kontrolle führen zu einem Verlust an Ganzheit und an subjektiver Lebendigkeit. Der Arzt als Mörder: das ist kein Schuldvorwurf und keine Nestbeschmutzung des Arztes (und Generalssohns) Bastian, sondern ein Versuch, die ökologische Perspektive auf die Medizin anzuwenden. Und warum sollte der Arzt in einer umweltzerstörenden Gesellschaft anders mit den Menschen umgehen, als die Erbauer von Landebahnen, Atomkraftwerken oder Schnellstraßen mit der Landschaft?

Ich habe selbst viel aus Bastians Buch gelernt, und wünsche dasselbe möglichst vielen Lesern. Es ist lang genug, um ein wichtiges Gegenwartsproblem einzukreisen, und kurz genug, dem Leser über den Informationskonsum hinaus Anstöße zu geben. Und es ist verständlich für Laien, aber fundiert genug für Fachfrauen und -männer.

München, im März 1982   *Wolfgang Schmidbauer*

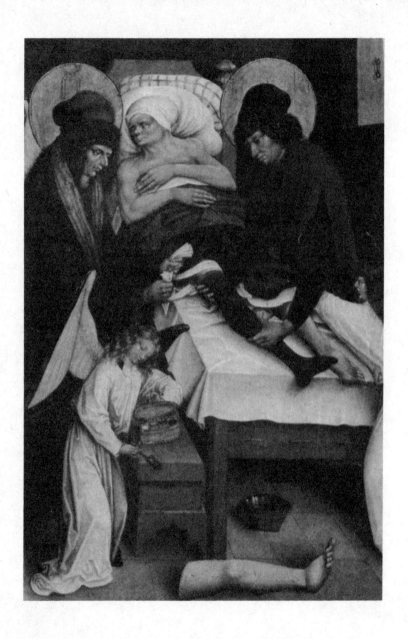

Gebrauchsanweisung

Dieses Buch stellt keine systematisch-kritische Abhandlung im klassischen Sinne dar. Es soll Anstöße geben.

Sein Ziel ist nicht die Darlegung und Vermittlung von Wissen, jedenfalls nicht in der Hauptsache, sondern der Aufruf zu einer *Haltung*. Wie diese Haltung aussehen soll, ist nicht ausgeführt, höchstens angedeutet. Ein letztes Kapitel, das eine solche „Wendung zum Positiven" geben könnte, fehlt. Es ist bewußt weggelassen worden. Dieses „letzte Kapitel" muß jeder Leser sich selber schreiben.

So soll das Buch nicht einem *Vortrag* gleichen, während dessen der Hörer sich Notizen anfertigt, um diese in der häuslichen Studierstube abzuheften — und zu vergessen. Es ist eher wie eine *gestalttherapeutische Übung* angelegt: durch Konfrontation mit bestimmten Fakten, die Angst und Betroffenheit erzeugen, soll der Benutzer des Buches dazu gebracht werden, in sich hineinzuhören und nachzuspüren: „Wie ist denn das bei mir?"

Dann wird er für sich *seine* Zusammenfassung dieses Buches nicht schreiben, sondern — leben.

Der Autor

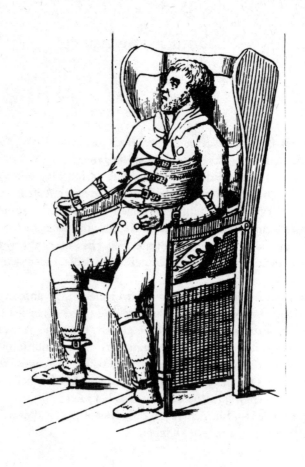

Der Zwangsstuhl nach Ernst Horn

1 Einführung

In einer Großstadt des Ruhrgebiets ist ein Arzt verhaftet worden. Diesem Mann — vom Fach her Herzchirurg, vom akademischen Grad Privatdozent und in der Hierarchie des Krankenhauses Oberarzt — hat die Staatsanwaltschaft vorgeworfen, einen Patienten durch eine Schmutzwasserinjektion vorsätzlich in Lebensgefahr gebracht zu haben. In der Untersuchungshaft hat dieser Arzt sich selbst den Tod gegeben, so daß eine gerichtliche Klärung des Falles nicht erfolgen wird.

In einer bayerischen Großstadt sind ein Arzt und eine Ärztin von einem Gericht wegen Totschlags verurteilt worden: Der Arzt hatte ein neugeborenes Kind, das infolge einer Fehldiagnose als unheilbar krank galt, mit einer Injektion getötet. Zunächst hatte er den Auftrag dazu einer Ärztin gegeben, diese hatte sich zwar geweigert, die Injektion selbst zu verabreichen, ihrem Chef aber brav die tödliche Spritze aufgezogen.

Wo liegt die Wasserscheide zwischen medizinischer Behandlung und Körperverletzung, die Grenze zwischen Therapie und Verbrechen? Findet „Dr. Jekyll", der erfolgreiche, ehrgeizige, emporstrebende medizinische Spezialist, sein Gegenbild in einem verbrecherischen „Mister Hyde", der einen vom verhaßten Chefarzt operierten Patienten zu ermorden sucht (wie es in Essen geschehen sein soll), um diesem die Operationsstatistik zu verderben und die Karriere zu ruinieren?

Der Beobachter solcher Geschehnisse handelt vorschnell, wenn er von „Perversion ärztlichen Denkens" spricht — in Anspielung auf den hippokratischen Eid, dem zufolge das oberste Gesetz des ärztlichen Handelns stets das Wohl des Kranken zu sein hat, „salus aegroti suprema lex". Vielleicht tritt in Wahrheit, wie mit dem Verweis auf „Jekyll und Hyde" bereits angedeutet, der häßliche, verachtete und verstoßene, aber gleichwohl seit jeher sehr lebendige Zwillingsbruder des wohlangesehenen ärztlichen Heros bei solchen Untaten auf die Weltenbühne — der ständige Begleiter jenes Halbgottes in Weiß, der, wie ein berühmter Chirurg, seine Memoiren mit der Zeile „Hinter uns steht nur der Herrgott" überschreibt? Gibt es vielleicht ein geheimnisvolles Doppelwesen von Arzt und Verbrecher, von Helfer und Mörder?

Mich selbst — mit medizinischem Staatsexamen vom Dezember 1976 — hat die Nachricht von jenem Essener Chirurgen, dem ein Mordversuch an einem Patienten seines mißliebigen Chefarztes vorgeworfen worden ist, tief erschüttert. Sie knüpft allzu dicht an ein anderes, nicht minder erschreckendes Thema an, das mich wieder und wieder beschäftigt, seit ich als Siebzehnjähriger die von *Mitscherlich* und *Mielke* herausgegebene Dokumentation „Medizin ohne Menschlichkeit" gelesen habe: die Menschenversuche im Dritten Reich, von den nationalsozialistischen Ärzten mit Begeisterung und Akribie durchgeführt, und die Ermordung tausender „unheilbar Kranker" während der Euthanasie-Aktion T 4 der Jahre 1939 bis 1941, durchgeführt unter Beteiligung namhafter Psychiater, die sich freiwillig und gründlich mit dieser Aufgabe befaßten.

Mit den letztgenannten Untaten sind medizinische Verbrechen großen Stils angesprochen. Ihren geistesgeschichtlichen Hintergrund habe ich an anderer Stelle[1] zu beleuchten versucht; das Geschehen in Essen und München stellt jetzt plötzlich einen ganz neuen, von mir selbst lange genug verdrängten Gegenwartsbezug gewaltsam wieder her. Seiner Schilderung ist das vorliegende Buch gewidmet. Daß dabei die kritische Würdigung psychiatrischen Verhaltens ganz im Vordergrund steht, liegt weniger an „der Sache selbst", als vielmehr an meinem engen persönlichen Bezug zu diesem Fachgebiet.

Ich versuche, mich dem Thema „medizinische Verbrechen" eher tastend zu nähern — es allmählich immer enger zu umkreisen und dabei auch möglichst viel von seiner Umgebung kennenzulernen, sein Umfeld zu durchstreifen. Dieses Verfahren ist vielleicht weni-

---

[1] *Till Bastian*, Von der Eugenik zur Euthanasie, Wörishofen 1981.

ger systematisch, weniger analytisch, als man es von der Behandlung eines derart ernsten Themas fordern mag. Deshalb noch zwei Vorbemerkungen:

Zum einen verzichte ich weitgehend und bewußt auf jene ritualisierte und sinnentleerte Form der „Wissenschaftlichkeit", bei der der Autor möglichst viele Fußnoten und ein gewaltiges Literaturverzeichnis vor dem Leser ausbreitet wie der Pfau seine Federn — ein Imponiergehabe eher fragwürdiger Art, dessen Nutzen ich bezweifle. Jene Darstellungsweise mag — unter anderen Bedingungen — durchaus ihre Berechtigung haben; ich bin kein Wissenschaftsfeind; im vorliegenden Falle *tötet* sie jedoch genau jene Authentizität, die mir für mein Buch vorschwebt, und deshalb halte ich sie hier für ungeeignet.

Zum anderen ergibt sich noch eine seltsame Schwierigkeit: Die einzelnen Abschnitte des Buches — für mich in einem engen Zusammenhang, der sich aus meiner Geschichte, meiner Wahrnehmung, meiner Weltanschauung ergibt — werden einem unbefangenen Leser vielleicht zunächst als recht zusammenhanglos erscheinen. Dies wäre bedauerlich, es wäre jedoch schwer zu ändern. Die von mir gewählte Darstellungsweise besitzt, so hoffe ich jedenfalls, eine eigentümliche innere Kontinuität, die sich womöglich nur allmählich und nicht auf den ersten Blick erschließt. In diesem Fall bleibt mir nur die Bitte um Geduld und Einfühlung.

Ich kann mein Thema nur „sperrig" anbieten — dennoch hoffe ich auf nachdrückliche Wirkung. Mein Verhältnis zu dem vorliegenden Buch, aus dem man meine eigene Betroffenheit hoffentlich wird herauslesen können, ähnelt der Beziehung *Antonin Artauds* zum Theater. Gleich ihm stelle ich mir mein Buch als ein Theater mit unbequemen Sitzen vor — die zusammenbrechen, wenn der Zuschauer (respektive Leser) einschläft. Ich stehe auch voll zu dem, was *Artaud* zu *Anäis Nin* über seine Vorlesung „Das Theater und die Pest" (1933) gesagt hat:

„Sie wollten eine objektive Vorlesung über „Das Theater und die Pest" hören, ich wollte Ihnen das Erlebnis selbst vermitteln, ... so sollten Sie geängstigt werden und zu sich kommen."

Das Erlebnis selbst vermitteln — so könnte auch ich mein Ziel umreißen. Ich hoffe sehr, daß wenigstens einige Leser so sehr geängstigt werden, daß sie „zu sich kommen".

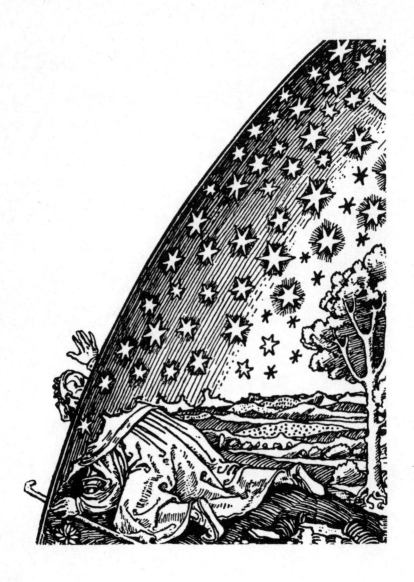

2 Natur

„Geheimnisvoll am lichten Tag
läßt sich Natur des Schleiers nicht berauben
und was sie deinem Geist nicht offenbaren mag
das zwingst du ihr nicht ab mit Hebeln und mit Schrauben"
Johann Wolfgang von Goethe, Faust I

Wie ist es heute, rund zweihundert Jahre nach der Entstehung von *Goethes* „Faust", um unseren Dialog mit der Natur bestellt, in dem, nach der Mahnung des Dichters, Gewalt nur Schaden bringt?

Kurz gesagt, das Zwiegespräch ist beendet, der Dialog findet nicht mehr statt. Anstelle eine Natur zu genießen, die uns nahe ist und deren wir inne sind, verwalten und vergewaltigen wir eine Natur, die uns stündlich, täglich fremder wird. An die Stelle der Betrachtung ist die Ausbeutung getreten.

Natur und Mensch befinden sich so nicht mehr im austauschenden Fließgleichgewicht symbiotischer Partner — der Mensch hat sich zum Parasiten fortentwickelt, der seinen nährenden Wirt, eben die Natur, langsam, aber sicher zugrunde richtet; kurzsichtig und vernunftwidrig allemal, da er sich so auch der eigenen Existenzgrundlage beraubt.

Der Natur steht die Wissenschaft gegenüber. Heute leben mehr Wissenschaftler denn je zuvor auf unserem überfüllten Planeten, aber zugleich ist der Zustand dieser Weltenkugel so bedrohlich wie noch nie: sie steht kurz vor dem Kollaps. So scheint es, als wäre die Wissenschaft — oder zumindest: diese Art von Wissenschaft — jene Kraft nicht, die dem Menschen eine menschliche Zukunft beschert.

Vor mehr als zweitausend Jahren lebte der berühmte Philosoph *Aristoteles*. Dieser Grieche — Sohn eines Tierarztes und selbst von umfassender medizinischer Bildung — versuchte sich auch an einer Deutung des Lebendigen. Seine Konzeption des Lebens trägt originelle Züge: Kennzeichen des Lebewesens sei es, daß es eine „Seele" besitze, die wiederum die Ursache aller Bewegungen darstelle. Mit „Bewegung" meinte Aristoteles dabei jegliche Art von Veränderung eines Dinges, nicht bloß die Veränderung des Ortes. Die von der Seele bewirkte Veränderung zeichne sich dadurch aus, daß sie Ziel und Zweck habe, und die Seele sei damit eine Kraft, die ihren Zweck in sich selber trage — Aristoteles schuf dafür das Kunstwort „Entelechie", vom griechischen Wort *„telos"* (Ziel).

Die Seelen verschiedener Lebewesen sind unterschiedlich; den Pflanzen sprach er eine vegetative Seele zu, die Stoffwechsel und Wachstum bewirke, den Tieren eine sensitive Seele, die zusätzlich Empfindungen ermögliche, und in der Seele des Menschen trete die Vernunft hinzu — der Mensch ist das „animal rationale", das „vernunftbegabte Lebewesen". Die Seele im Sinne des Aristoteles — die wenig mit dem christlichen Seelenbild zu schaffen hat — ist uns zugleich durch innere, unmittelbare Erfahrung, durch Selbst-Evidenz, gegeben. Freilich ist uns nur ein begrenzter Ausschnitt des Lebensprozesses bewußt gegenwärtig, und wie die Qualität dieser Bewußtheit entsteht, ist unsicher. Außerdem ist es schwer, sich über das innere Erleben mit einem Anderen zu verständigen. Für manche Erlebnisse soll es gar unmöglich sein — sie sind Gegenstand der Mystik, deren Namen sich vom griechischen Verbum „den Mund schließen" ableitet.

1620, also vor noch nicht einmal 400 Jahren, verfaßte der britische Advokat *Francis Bacon* ein Buch, das er — zu Recht — für bahnbrechend hielt und das er „Novum Organon" (das neue Werkzeug) nannte[1]. Bacon kritisiert den fruchtlosen, verspielten Denktrieb der griechischen Naturphilosophen; der Verstand solle nicht nach den „letzten Ursachen" suchen, sondern sich auf die Erforschung des Beobachtbaren beschränken. Die Art und Weise,

---

[1] Das Werk des Aristoteles wurde im Mittelalter allgemein als „Organon" bezeichnet; Bacon nimmt hierauf bewußt Bezug, wenn er sein Werk als „neues Organon" tituliert.

wie diese Forschung zu geschehen habe, sei die des methodischen Experimentierens. An die Stelle der „Naturschau" tritt die Erforschung ausgewählter Teilbereiche, die exakte Prognosen und damit Beherrschbarkeit der Natur gewährleistet. Bacon selbst zitiert die Genesis, in der es heißt, daß der Mensch über die Natur und über alles Getier herrschen solle (Gen. 1,28), und fährt fort: „Denn der Mensch hat durch seinen Fall den Stand der Unschuld und die Herrschaft über die Geschöpfe verloren. Beides kann bereits in diesem Leben einigermaßen wiedergewonnen werden, die Unschuld durch die Religion und den Glauben, die Herrschaft durch die Künste und Wissenschaften."

Ausdrücklich bricht er mit dem Ideal der Naturbetrachtung, der Kontemplation, und hebt das neue Idol der „Machbarkeit" auf den Thron:

> „An die Stelle des Glücks der Betrachtung tritt die Sache des Glücks der Menschheit und die Macht zu allen Werken." (Bacon)

In der Tat markiert das Zeitalter der Renaissance einen tiefen Bruch. Die Frage nach dem Warum? wird abgelöst durch die Frage Wie? — an die Stelle der philosophischen Schau, des Glücks der Betrachtung, tritt die Frage nach der Bemächtigung der Natur, nach der Reproduzierbarkeit und technischen Nutzung der Natur„gesetze". Der abendländische Naturimperialismus ist geboren, die Ausbeutung der Natur, die die Frage nach der Machbarkeit und nach den Sachzwängen in den Mittelpunkt des Interesses stellt. Dieser *raptative* Seinsmodus wird im Vergleich zu außereuropäischen Kulturtraditionen noch weit deutlicher. So stellt *Daisetz Teitaro Suzuki* die beiden folgenden Gedichte einander gegenüber:

> Wenn ich aufmerksam schaue,
> Seh ich die Nazuna
> An der Hecke blühen!

> *Basho* (1644-1694)

Blume in der geborstenen Mauer,
Ich pflücke dich aus den Mauerritzen
Mitsamt den Wurzeln halte ich dich in der Hand
Kleine Blume — doch wenn ich verstehen könnte
Was du mitsamt den Wurzeln und allen in allem bist,
Wüßte ich, was Gott und Mensch ist.

Tennyson (1809-1892)

Mit diesem mittlerweile berühmt gewordenen Vergleich eines westlichen und eines östlichen Gedichtes wollte der japanische Philosoph — bezeichnenderweise auf einem Symposium über Zen-Buddhismus und Psychoanalyse — zwei verschiedene Lebensformen oder Daseinsweisen charakterisieren[2]:

„Tennyson... ist aktiv und analytisch. Als erstes pflückt er die Blume von der Stelle, wo sie wächst. Er reißt sie aus ihrem Nährboden. Ganz anders als der östliche Dichter läßt er die Blume nicht in Frieden. Er muß sie „mitsamt den Wurzeln" aus der geborstenen Mauer reißen, was bedeutet, daß die Pflanze sterben muß. Offenbar ist ihm ihr Schicksal gleichgültig, seine Neugier muß befriedigt werden. Wie gewisse Mediziner vivise-ziert er die Blume." (*Suzuki*)

Das alte Thema „Ost und West" ist natürlich mittlerweile arg abgedroschen. Es kann dazu dienen, Tendenzen und Muster plakativ zu illustrieren. Es geht aber nicht allein darum, den Horizont zu erweitern — wir müssen zudem noch unseren Blick schärfen, wenn wir neue Erkenntnisse gewinnen wollen. Dies gilt auch bei der Beschäftigung mit esoterischen philosophischen Systemen aus fremden Kulturkreisen, mit Taoismus, I Ging, tibetanischem Totenbuch.

Der Zen-Buddhismus vermag Fingerzeige zu geben, eine Auseinandersetzung mit der eigenen abendländischen Tradition ersetzt er nicht. Deshalb will ich zu Aristoteles und Bacon zurückkehren. Die Baconsche Empirie wurde von seinem Zeitgenossen

---

[2] Diese Zweiteilung ist dann von *Erich Fromm* mit den Schlagworten „Haben oder Sein" popularisiert und leider auch etwas verflacht worden.

Galilei in die Tat umgesetzt. Aristoteles und das Mittelalter hatten darüber spekuliert, was den Stein bewegt, wenn er fällt. Bacon, Galilei und die Renaissance erklären diese Frage für uninteressant und messen, was geschieht, wenn der Stein fällt. So werden Fallgesetze gefunden, die auf die Frage, warum ein Körper fällt, nicht mehr eingehen. Sie erläutern die Empirie des freien Falls, nicht seine Ursache. Der Physiker *Wilhelm Fucks* hat hierzu geschrieben: „Wir wissen nicht das mindeste darüber, wie es kommt, daß der Stein, wenn wir ihn loslassen, nicht da bleibt, wo er ist, sondern seinen Ort ändert. Daran haben weder die klassischen Gravitationstheorien noch die modernen Feldtheorien etwas geändert. Sie wissen alle, daß Galilei kam und sagte, der Stein fällt in der ersten Sekunde 5 Meter, in der zweiten 15 Meter, in der dritten 25 Meter und so weiter. Was mußte ein Philosoph seinerzeit von dieser Bemühung, den Vorgang des Fallens quantitativ streng zu beschreiben, eigentlich denken? Er mußte denken, daß Galilei das Problem, um das es beim freien Fall geht, noch nicht einmal in seinen Anfangsgründen verstanden habe. Es ist doch ganz gleichgültig, ob der Stein am Anfang ein bißchen langsamer fällt und später ein bißchen schneller. Man muß doch erklären, warum der Stein zuerst oben und nachher unten ist. Das hat Galilei nicht erklärt. Er ging bewußt an dem vorbei, was die Philosophen seit Aristotels bewegt hatte: die Frage nach dem Wesen der Dinge und Erscheinungen." (Zit. nach *W. R. Fucks* 1975, S. 159)

Im Sinne von *Francis Bacon* hätten solche Fragen nach dem „Wesen der Dinge" ja auch als müßige Spekulationen zu gelten, während die exakt beobachtete Empirie des freien Falles verwertbares Wissen garantiert — zum Beispiel, was den Bau von Kanonen anbelangt. Galilei selbst entwickelte aus seinen Beobachtungen und Experimenten eine Theorie der Geschoßbahnen (Ballistik).

Von Aristoteles zu Bacon und Galilei — damit ist das bezeichnet, was die Wissenschaftshistoriker in ihren theoretischen Schriften gerne die „Wendung des europäischen Geistes nach außen" nennen. Die Geschichte der abendländischen Naturwissenschaft

UNTERNEHMER BRAUCHEN ZIELE...

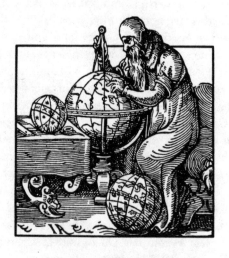

Eine der wesentlichsten unternehmerischen
Aufgaben besteht darin, sich selbst Ziele zu setzen.
Das erfordert Weitblick und Erfahrung.
    Andererseits kommt auch dem rechtzeitigen
Gespräch mit Partnern, die von ihrem Standpunkt aus
günstige Finanzierungsmöglichkeiten beurteilen
können, eine besondere Bedeutung zu.

Aus einer Anzeige in der Süddeutschen Zeitung vom 13. 2. 1982 ist eine Geschichte der Machtergreifung des Menschen in der Natur — einer Machtergreifung, die in schlimmster Tyrannei und rücksichtsloser Ausbeutung ihren derzeitigen Höhepunkt findet. Die Wissenschaft konzentriert sich auf das Handeln, auf die Praxis, das Machbare — und in ihrer eigentümlichen Ideologie schildert sie sich selbst als wertfreies Werkzeug, das seiner Verwendbarkeit gegenüber neutral sei. Die Wissenschaft wird zum Instrument, zum *novum organon*, ihr Objekt jedoch — die Natur — gerät zum bloßen Stoff, zum Substrat, zum Gegenstand, der „bearbeitet" werden muß. Der Mensch — ausgerüstet mit seinem wissenschaftlichen Rüstzeug — steht der Natur in seiner neuen Herrlichkeit gegenüber, als eine Art „Prothesengott", wie *Freud* ironisch anmerkte, als *homo faber* und *homo creator*, der die Welt nach seinem Gutdünken und gemäß seinen Kenntnissen gestaltet.

Als „Prothesengott" (dessen Innenleben freilich noch genauer zu beleuchten sein wird) hat der Mensch es allerdings geschafft, die Erde so unwohnlich und unwirtlich zu machen, wie sie es noch nie gewesen ist — sie steht kurz vor der endgültigen Verwüstung. Der Glaube an den unbeschränkten technischen Fortschritt und an die Wünschbarkeit des Machbaren hat dazu geführt, daß es heute in unserer Welt mehr Sprengstoff als Brot gibt, daß immer mehr Menschen verhungern, daß die Gefahr der nuklearen Katastrophe wächst. Der ständig fort-schreitende Fortschritt hat die Wälder abgeholzt, das Klima verändert, die Flüsse verdreckt und die Ozeane in Müllhalden verwandelt. Außerdem belasten wir die Erde mit radioaktivem Abfall, dessen Haltwertzeit länger ist als der biblische Fluch „bis ins zehnte Glied".

Die Früchte der industriellen Zivilisation sind vergiftet wie jener Apfel, der dem Schneewittchen angeboten wurde — er glänzte nach außen hin ganz besonders schön und verführerisch. Was Nutzen bringen sollte — „die Macht zu allen Werken" im Sinne Bacons — führt zu Chaos und Vernichtung. Ein berühmter amerikanischer Biologe schreibt hierzu:

„All diese schädlichen Veränderungen in unserer Umwelt — und man könnte noch weit mehr aufzählen — sind menschlichem Schaffen zuzuschreiben, das Nutzen bringen sollte. In je-

dem Falle konzentriert sich die Hoffnung, einen Nutzen zu er-
zielen, auf einen kleinen Teilaspekt der unmittelbaren Situation, und die meist unheilvollen, im ökonomischen System als
Ganzen unvermeidbaren Folgen wurden vernachlässigt — vernachlässigt entweder aus Unwissenheit oder bewußt zum Vor-
teil von Personen, Lokalitäten oder des Staates, und all dies auf
Kosten anderer." (*George G. Simpson*)

Im *homo creator* steigt Angst auf — er bemerkt, daß er weniger
dem „Prothesengott" *Freuds* als vielmehr dem „Zauberlehrling"
Goethes gleicht, der die selbst gerufenen Geister nicht mehr los
werden kann. Aber Angst allein wird nicht ausreichen, um das
Überleben der Menschheit zu sichern. Wir müssen erkennen, *wes-
halb* wir danach streben, ein „Prothesengott" zu sein.

Horst Eberhard Richter hat diesen Wunsch, allmächtig zu sein
(der sich aus einem Gefühl der Ohnmacht speist), als „Gotteskomplex" bezeichnet. In einseitiger Auslegung der Gebote der Genesis (denn dort heißt es nicht nur, daß der Mensch über den Garten Eden herrschen, sondern auch, daß er ihn „bewahren" solle
(vgl. Gen. 2,15), sieht der Mensch die gesamte Welt als sein „Im-
perium" an, erfüllt vom Glauben, daß er selbst der Natur als Kon-
quistador entgegenzutreten und sie „zur Raison", also zur Vernunft zu bringen habe. Eine Verlängerung dieses Irrglaubens in die
Zukunft tritt uns in der Science-Fiction entgegen — jedenfalls in
jener Spielart, die nicht nur den Mensch zur Krone der Schöpfung,
sondern auch die Erde zum Mittelpunkt des Universums macht.
Dahinter steckt die Idee,

„daß die Menschheit, nachdem sie ihren Heimatplaneten nun
hinreichend verdorben und verwüstet hat, um jeden Preis versuchen müsse, sich über ein größeres Gebiet auszubreiten... dahinter liegt das süße Gift der falschen Unendlichkeit — der
abenteuerliche Traum, daß Planet nach Planet, Sonnensystem
nach Sonnensystem und schließlich Galaxie um Galaxie ge-
zwungen werden könnten, überall und für alle Zeit die Art von
Leben zu erhalten, die in den Lenden unserer eigenen Gattung
enthalten ist — ein Traum, der dem Haß gegen den Tod und der
Furcht vor der wahren Unsterblichkeit entspringt und der von

Tausenden von Unwissenden und Hunderten von Wissenden heimlich genährt wird. Die Vernichtung oder Versklavung anderer Spezies im Universum, falls es solche gibt, ist für diese Geister eine willkommene Folgeerscheinung." (*C. S. Lewis*)

Der ökologische Imperialismus, mit dem die Menschheit die Natur — sei sie belebt oder unbelebt — ausbeutet und unterdrückt, ist das wichtigste politische Phänomen unserer Tage.

Wie sehr Brutalität gegenüber der Natur und gegenüber anderen Menschen miteinander zusammenhängen, läßt sich wohl an keinem anderen Beispiel so deutlich demonstrieren wie an der Kolonisierung Nordamerikas und an der Ausrottung der indianischen Bevölkerung. Das Verhältnis der Indianer zu ihrer natürlichen Umgebung sah völlig anders aus als die Einstellung des „weißen Mannes", der überall Reichtümer sucht. „Du sagst," — so äußerte sich ein Kiowa-Indianer — „daß ich das Land nutze, und ich antworte, ja, das ist wahr; aber es ist nicht die erste Wahrheit. Die erste Wahrheit ist, daß ich das Land liebe; ich sehe, daß es wunderschön ist; ich freue mich an ihm; ich bin in ihm lebendig." Und ein Kickapoo-Indianer (beide Zitate habe ich bei *Hans Peter Duerr* „entliehen") sagt zum selben Thema: „Die Weißen verderben unser Land, sie machen die ganze Natur seufzen. Sie schneiden die Kräuter mit langen Messern, sie verderben die Kräuter, und die Kräuter weinen. Sie töten die Bäume mit mörderischen Eisen, sie tun den Bäumen unrecht, und die Bäume weinen. Sie reißen die Eingeweide der Erde auf, sie tun der Erde weh, und die Erde weint. Sie vergiften das Wasser unserer klaren Flüsse und machen es trübe, die Fische sterben, und die Fische und Flüsse weinen, die Erde weint, die Wiesenkräuter weinen — ja, die ganze Natur machen die Weißen weinen. Oh die Undankbaren. Auch sie wird Strafe ereilen."

Möglicherweise kommt die Strafe schon bald. Es ist wichtig, sich vor Augen zu halten, daß die Lebensweise der Indianer Jahrtausende überdauert hat, während der Wegwerf-Kapitalismus des „american way of life" kaum dreihundert Jahre alt ist und nicht nur dem eigenen Land schwere Wunden geschlagen hat, sondern auch den ganzen Erdball zu ruinieren droht.

Der Indianer beutet die Natur nicht aus, weil sie zu ihm spricht. Sie ist ihm mehr als „Material", das nur auf seine Brauchbarkeit geprüft werden muß. Bekanntlich diente ja gerade die „Unfähigkeit" der Indianer, aus dem von ihnen bewohnten Land „etwas zu machen", als Vorwand für ihre Dezimierung — sie mußten „dem Fortschritt" weichen, und zwar mit Gewalt. Aus der Fähigkeit, das Land zu „verwerten", leiteten die Siedler auch ihren Anspruch auf dieses Land ab: „Die wahren Besitzer dieses Erdteils sind die, welche dessen Reichtümer zu verwerten verstehen", schrieb *Alexis de Tocqueville* in seinem Buch „In der nordamerikanischen Wildnis". Heute wissen wir allerdings, daß nicht die Indianer Nordamerika verwüstet haben, sondern jene, die sie verdrängten und das Indianerland „verwerteten".

Wenn wir untersuchen, warum die Menschen einander so schreckliche und grausame Dinge antun — und für einen besonderen Bereich, nämlich den der „Therapie", ist genau das auch das Ziel meines Buches — dann sollten wir zuerst einmal analysieren, wie sie mit ihrer natürlichen Umgebung umgehen. Diese Erkenntnis ist keineswegs übermäßig originell; dennoch ist sie eigentlich erst in den letzten 10 Jahren in das Bewußtsein jener Menschen gedrungen, die für Freiheit, Gleichheit und Brüderlichkeit kämpfen.

In dem im Mai 1968 erschienenen Sammelband „Rebellion der Studenten" verglich *Rudi Dutschke* seinerzeit die repressive Gesellschaft mit einem siebenstöckigen Wolkenkratzer — im Souterrain lokalisierte er die „unbeschreiblichen, unausdenklichen Leiden der Tiere, die Tierhölle der menschlichen Gesellschaft"[3]. Dieser Gedanke ist aktueller denn je: Heute denke ich, daß die Überwindung des ökologischen Imperialismus *in uns selbst* den An-

---

[3] Der Schreibtischtheoretiker *Hans G. Helms* kritisierte dies 1969 mit den Worten: „Mitleid mit Tieren ist zweifellos berechtigt — als Kategorie gesellschaftlicher Klassenverhältnisse muß es verheerende Wirkungen zeitigen". Damals überzeugte mich dieses „Argument" — heute, 12 Jahre später, getraue ich mich zu fragen: „Wieso eigentlich?" — und bemerke beim Wiederlesen der Texte, daß *Helms* eigentlich gar keine Gründe für die vorgeblich verheerende Wirkung des Einbezugs der Tiere in die Gesellschaftsanalyse vorbringt — außer der implizit in seinen Darlegungen mitschwingenden Ansicht, daß man sich als orthodox-korrekter Marxist eben nicht auf solch schlüpfrigen Boden begibt.

satzpunkt dazu bietet, Selbstveränderung und Weltveränderung zu integrieren. Mit *Lévi-Strauss* bin ich der Auffassung,

„daß der Humanismus seinem Untergang entgegeneilt, wenn er weiterhin ein Humanismus der maßlosen Überheblichkeit ist. Wenn er sich retten will, muß er bereit sein, ein bescheidener Humanismus zu werden, und eingestehen, daß der Wert des Menschen nicht darin besteht, ein Wesen außerhalb der Schöpfung zu sein, sondern ein Lebewesen wie alle anderen. Wenn er heute jede Art vernichtet, die ihm nicht gefällt, setzt er sich dem selbstverschuldeten Schicksal aus, zu dem er den Rest der Schöpfung verurteilt".

Mit anderen Worten: wenn wir keine Menschen mehr in Konzentrationslager schicken wollen, so müssen wir auch damit beginnen, die Hühner aus dem KZ zu erlösen.

Und mit noch anderen Worten: Wenn ein Mediziner fünfzig Katzen töten muß, um eine Doktorarbeit abzufassen, „deren Wert für die Wissenschaft dahingestellt bleiben muß", wie die beschönigte Schlußformel meist lautet (denn oft genug ist die Arbeit völlig irrelevant), — wenn also ein Mensch dies tun muß, um seine Karriere zu begründen, dann ist es in meinen Augen so völlig abwegig nicht, daß ein anderer Mediziner einen Patienten zu töten versucht, um die Karriere eines „Kollegen" zu ruinieren. Denn der Humanismus der Medizin ist in der Tat ein Humanismus der maßlosen Überheblichkeit.

Innereien nur noch alle 14 Tage auf den Tisch

Viele pflanzliche Lebensmittel und tierische Produkte enthalten chemische Rückstände

Von unserem Korrespondenten Günter Hollenstein

MAINZ, 20. Oktober. Rund zwei Drittel aller pflanzlichen Lebensmittel enthalten Rückstände aus Pflanzenschutzmitteln oder Schwermetallen. Diese Erkenntnisse, über die am Dienstag bei einer wissenschaftlichen Tagung in Mainz diskutiert wurde, hat das Chemische Untersuchungsamt Speyer während einer mehrjährigen Meßreihe im Regierungsbezirk Rheinhessen-Pfalz gewonnen. Bei drei Prozent der ermittelten Rückstände kam es zu Beanstandungen, weil die erlaubten gesetzlichen Grenzwerte überschritten waren.

Tierische Produkte waren an einzelnen Standorten durch Schwermetalle wie Blei-Cadmium und Quecksilber belastet. Legt man den Grenzwert der Weltgesundheitsorganisation für die der menschlichen Gesundheit zuträglichen wöchentlichen Aufnahmemenge von Schwermetallen zugrunde, wurde er insbesondere beim Blei in vielen Fällen zu 50 Prozent erreicht.

Der Staatssekretär im rheinland-pfälzischen Umwelt- und Gesundheitsministerium, Klaus Töpfer, forderte deswegen die Verbraucher auf, Nieren, Leber und andere Innereien von Schweinen nur im Abstand von 14 Tagen zu essen. Dort sammeln sich in erheblichem Maße die Schwermetallrückstände. Auch beim Verzehr von Waldpilzen sei Vorsicht geboten. Man solle es bei 250 Gramm pro Woche bewenden lassen. Deckblätter von Gemüsen sollten nicht verwendet werden.

Bei den nichtmetallischen Fremdstoffen fallen besonders die Rückstände aus Pflanzenschutzmitteln, Pestizide, resistente Chlorkohlenwasserstoffe, und Fungizide ins Gewicht. Bei Schlachttieren wurden auch Reste von Pflanzenschutzmitteln entdeckt, die vor Jahren wegen ihrer Gefährlichkeit aus dem Verkehr gezogen wurden. In einzelnen Fällen tauchten laut den Untersuchungen in Speyer HCH-Rückstände in der Milch auf. Die Teilnehmer der Tagung appellierten daher an die Landwirte, dem integrierten Pflanzenschutz eine Chance zu geben, bei dem die Anwendung chemikalischer Mittel auf ein Minimum begrenzt wird.

Übereinstimmend wurde kritisiert, daß das Risiko strafrechtlicher Verfolgung für Produzenten, die sich nicht an Vorschriften halten, zu gering sei. Von 64 638 während eines Jahres gezogenen Proben wurden 20 991 beanstandet. Lediglich in 85 Fällen kam es zu einem Strafverfahren. In 1580 weiteren wurde ein Bußgeld verhängt. Töpfer sprach sich für eine Vereinheitlichung der Grenzwerte aus. Ihre große Bandbreite bringe für den Verbraucher derzeit mehr Verwirrung als Sicherheit.

Aus der „Frankfurter Rundschau" vom 21. 10. 1981.

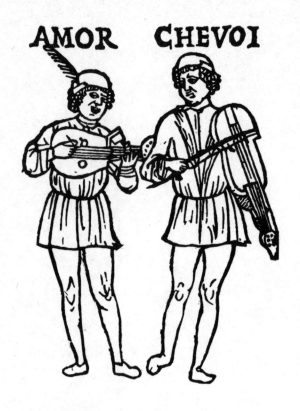

Amor, che voi?
(Amor, was willst Du?)

3 Mitmenschen

Ach! jenes Land der Wonne,
Das seh ich oft im Traum,
Doch kommt die Morgensonne
Zerfließt's wie eitel Schaum.

Heine, Buch der Lieder

Viereinhalb, vielleicht fünf Milliarden Jahre ist die Erde alt, nicht viel jüngeren Datums (wahrscheinlich etwa 3,5 Milliarden Jahre) das erste Auftreten von Leben auf unserem Planeten. Etwa zwei Millionen Jahre vor unserer Zeit lassen sich Vorstufen menschlicher Kultur nachweisen, rund 600.000 Jahre alt ist die Geschichte der Art homo sapiens.

99 Prozent seiner bisherigen Geschichte lebte der Mensch in kleinen Gruppen von Jägern und Sammlern — er nahm aus seiner natürlichen Umgebung, was ihm diese anbot, er stand mit der Natur im Gleichgewicht, er „bearbeitete" sie nicht, und es lag ihm ferne, stand auch nicht in seiner Macht, sich zum „Herrn über die Erde und über alles Getier" aufzuschwingen. Erst seit etwa 10.000 Jahren hat der Mensch begonnen, Pflanzen und Tiere züchterisch zu verändern, Land zu bebauen, feste Siedlungen zu gründen, Metall zu bearbeiten und Energiequellen zu erschließen, die die eigene Körperkraft vergrößern oder sogar ersetzen.

Der Gedanke des Fortschritts, der ständigen technologischen Fortentwicklung, ist fest in das Seelenleben des Mitteleuropäers — diesseits *und* jenseits der Grenze, die NATO und Warschauer Pakt trennt — eingepaßt. Auch hier mag ein Fingerzeig aus anderen Kulturkreisen angebracht sein:

Der chinesische Philosoph *Tschuangtse* (3. Jahrhundert vor Christus) erzählt von einem Bauern, der sein Land mit Wasser versorgte, das er in einem Holzeimer mühsam aus einem tiefen

Brunnen emportrug. Ein Vorübergehender sah dies und fragte den Bauern, warum er keinen Ziehbrunnen benutze, denn dieser spare Arbeit und könne mehr Wasser fördern. Der Bauer erwiderte, er wisse, daß ein Ziehbrunnen Arbeit spare, und gerade deshalb verwende er ihn *nicht*. „Ich fürchte, daß man dem Maschinendenken verfällt, wenn man eine solche Einrichtung verwendet, und das führt zu Indolenz und Faulheit".

Maschinendenken — das bedeutet die Vorstellung, alles auf der Welt sei mechanisierbar. Maschinendenken bedeutet — ein Thema, mit dem wir uns noch oft auseinandersetzen werden — die Unterwerfung des Zwecks (der Arbeit) unter seine Mittel (die Maschine).

„Mechanisierung bedeutet Verstandesarbeit, und da der Verstand in erster Linie zweckmäßig denkt, hat die Maschine keine geistige Ästhetik und keinen ethischen Geist. Hierin liegt der Grund, der Tschuangtses Bauern veranlaßt, sich nicht der Maschine auszuliefern. Die Maschine drängt uns, die Arbeit zu beenden und das Ziel zu erreichen, für das sie geschaffen wurde. Die Arbeit an sich ist wertlos, außer als Mittel zum Zweck. Das heißt, das Leben verliert hier seine schöpferische Kraft und wird zu einem Instrument, und der Mensch ist nunmehr ein Mechanismus, der Güter produziert." (*D. T. Suzuki*)

Das, was wir „technische Zivilisation" nennen, ist wahrscheinlich noch nicht einmal zwanzigtausend Jahre alt. Es handelt sich um eine Lebensform, die nicht nur die Instrumentalisierung der Natur (wovon im letzten Kapitel die Rede war), sondern auch die Instrumentalisierung des Mitmenschen mit sich gebracht hat. Ob die „zivilisierte Menschheit" die Segnungen der Technik — wie sauren Regen und Atombombe — überleben wird, ist derzeit keineswegs sicher, vielleicht wird die technische Zivilisation nach kaum zwanzigtausendjähriger Existenz an ihren eigenen Früchten ersticken. Die Lebensform der Jäger und Sammler hat viele hunderttausend Jahre überlebt. Die Auseinandersetzung mit diesem Faktum ist ein weiter Fingerzeig „von außerhalb".

In der neolithischen Revolution entwickelten sich Gesellschaftsformen, die „erfolgreicher" waren als die Jäger und Sammler —

erfolgreicher in dem Sinne, daß Ackerbauer, Pflanzer und Viehzüchter die altsteinzeitlichen Jäger immer mehr verdrängen konnten.

In der Altsteinzeit gab es keine Überschüsse an Nahrung, die
Jagd der Männer und die Sammeltätigkeit der Frauen garantierte
ein — höchstwahrscheinlich keineswegs karges — Existenzmini-
mum, erlaubte aber nicht das Horten von Vorräten. Dadurch
wird sowohl die Gruppengröße begrenzt wie jeder Tendenz zur
Arbeitsteilung entgegengewirkt, außerdem ist Besitz wortwörtlich
eine Last, die mühsam getragen werden muß. Körperliche Aus-
dauer, scharfe Beobachtungsgabe und fundiertes Wissen um ökologische Zusammenhänge — das sind die Künste, die in der Kultur
der Jäger und Sammler(innen) das Überleben garantieren.

Seßhafte Ackerbauern und Viehzüchter sind nicht auf tägliche
Nahrungssuche angewiesen, sie können nötigenfalls von Vorräten leben. Ihre Kultur fordert allerdings Geometrie, Kalender und
schließlich auch Buchhaltung, damit auch das Symbolsystem der
Schrift: „Die Schrift war keine vorsätzliche Erfindung, sondern
zufälliges Nebenprodukt eines stark entwickelten Sinnes für Pri-
vateigentum" (E. A. Speiser, zit. nach W. R. Fuchs 1975, S. 71).

Durch die bodenständige, einen Überschuß gewährleistende
Produktionsweise des seßhaften Ackerbauern wird nicht nur der
Weg frei für eine gesellschaftliche Arbeitsteilung — es gibt jetzt
Priester, Beamte, Handwerker und Soldaten —, sondern auch für
die tiefgreifende gesellschaftliche Schichtung — derjenige, der das
Mehrprodukt produziert, ist noch lange nicht derjenige, der es
sich auch aneignet. Außerdem entstand die Vorherrschaft des
Mannes im neuen System des Gottkönigtums — und diese beruht
wieder auf der vom Nahrungserwerb in der Jagd losgelösten, zur
besonderen Fähigkeit hochtrainierten Tötungskunst des Kriegers.

Die Erzeugung von Mehrprodukt in der Pflanzergesellschaft
und der Trend zu seiner Privatisierung und Maximierung ging also
nicht nur einher mit der „welthistorischen Niederlage des weiblichen Geschlechts" (Engels), sondern auch mit der Einführung einer kriegerischen Lebensweise im Sinne des „homo homini lupus"
— einer Devise, für die die altsteinzeitliche Jäger- und Sammler-

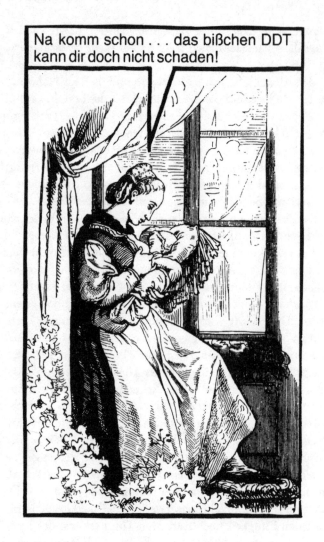

Aus: Stern, Nr. 7/1982

kultur keinerlei Nährboden bot. Für Kriege fehlte dieser Kultur einfach die materielle Basis, weil sie weder große noch bodenständige Menschengruppen kannte. Seßhaftwerdung und Privatbesitz des Landes und seiner Erzeugnisse hingegen belohnen die hierarchisch-straff organisierten Kulturen mit einer aggressiven Orientierung nach außen mit einem Überlebensvorteil — und zwingen alle anderen Kulturen entweder zum Ausweichen oder zur Anpassung an das nun gewonnene Ideal aggressiver Männlichkeit, das alsbald freilich auch innergesellschaftlich seine Eigendynamik entfaltete. Die Entwicklung von Aggression und Herrschaft innerhalb der Geschlechter, also zwischen Mann und Frau, innerhalb der Gesellschaft, also zwischen Herr und Knecht bzw. Sklave, und innerhalb der Menschheit, also zwischen unterdrückenden und unterdrückten Völkern bzw. Rassen — all dies sind verschiedene Facetten eines Gesamtprozesses, der als Instrumentalisierung der zwischenmenschlichen Beziehungen beschrieben werden kann, als Einbruch des Imperialismus in die sozialen Beziehungen — die wahrscheinlich wichtigste „Errungenschaft" der neolitischen Revolution.

Deshalb gehört zu den wichtigsten politischen Erkenntnissen der Gegenwart auch die Einsicht, daß über den Produktionsverhältnissen (z. B. private Aneignung des von der Arbeiterklasse kollektiv produzierten Mehrwerts durch die Kapitalisten) auch die Produktionsweise selbst nicht vernachlässigt werden dürfe — daß z. B. in der industriellen Großproduktion auch dann ein Zwang zur Expansion einerseits, die Entfremdung des Arbeitenden andererseits immanent vorhanden ist, wenn eine private Aneignung des Mehrwerts gar nicht erfolgt (z. B. in der industriellen Großproduktion einer zentral gelenkten Staatswirtschaft).

„Je vielseitiger die Produktion wird, je vielseitiger also einerseits die Bedürfnisse, je einseitiger andererseits die Leistungen des Produzenten werden, um so mehr fällt seine Arbeit in die Kategorie einer Erwerbsarbeit, bis sie endlich nur mehr diese Bedeutung hat und es ganz zufällig und unwesentlich wird, sowohl ob der Produzent in dem Verhältnis des unmittelbaren Genusses und des persönlichen Bedürfnisses zu seinem Produkt steht, als auch ob die Tätigkeit, die Aktion der Arbeit ihm Selbstgenuß seiner Persönlichkeit, die Verwirklichung seiner Naturanlagen und geistigen Zwecke ist." (*Marx*)

Ein scheinbar unwesentliches Detail sei noch angefügt: In Jäger- und Sammlerkulturen sah man früher oft Gemeinschaften, die stets am Rande des Verhungerns dahinvegetierten. Moderne Studien haben dieses Vorurteil widerlegt — so hat z. B. *Richard B. Lee* durch seine Analyse der Lebensbasis der Kung-Buschmänner aus der Kalahari-Steppe nachgewiesen, daß Buschmänner wesentlich mehr Freizeit zur Verfügung haben als der Industriearbeiter Mitteleuropas mit seiner Wochenarbeitszeit von 40 Stunden. Durchschnittlich genügen 3 Stunden täglicher Arbeit, um eine Buschmannfamilie mit allem zu versorgen, was sie zum Leben braucht (wobei es laut *Lee* unter den Buschmännern keine Kinder gab, die an Kwashiorkor litten, dieser in Afrika so häufigen Mangelkrankheit). Auch die biblische Anweisung „Im Schweiße deines Angesichtes sollst du dein Brot essen!" (Genesis 3,19) ist eine Errungenschaft der neolithischen Revolution, die den über Leichen fortschreitenden Fortschritt begründete.

Es stimmt also nicht ganz, wenn *Karl Marx* schreibt:

„Wie der Wilde mit der Natur ringen muß, um seine Bedürfnisse zu befriedigen, um sein Leben zu erhalten und zu reproduzieren, so muß es der Zivilisierte, und er muß es in allen Gesellschaftsformen und unter allen möglichen Produktionsverhältnissen."

Ungeachtet dieser vergröbernden Skizze bleibt die von Marx gezogene Schlußfolgerung jedoch zwingend:

„Die Freiheit in diesem Gebiet kann nur darin bestehen, daß der vergesellschaftete Mensch, die assoziierten Produzenten diesen ihren Stoffwechsel mit der Natur rationell regeln, unter ihre gemeinschaftliche Kontrolle bringen, statt von ihm als von einer blinden Macht beherrscht zu werden, ihn mit geringstem Kraftaufwand und unter den ihrer menschlichen Natur würdigsten und adäquatesten Bedingungen vollziehen. Aber es bleibt dies immer ein Reich der Notwendigkeit. Jenseits desselben beginnt die Kraftentwicklung, die sich als Selbstzweck gilt, das wahre

Reich der Freiheit, das aber nur auf jenem Reich der Notwendigkeit als seiner Basis aufblühen kann. Die Verkürzung des Arbeitstages ist die Grundbedingung."

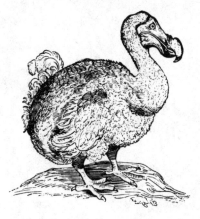

Der truthahngroße Dodo, eine Vogelart der Mauritius-Inseln, der im 17. Jahrhundert von Seefahrern ausgerottet wurde (nach: Ziswiler, 1965).

Aber was hat dies alles mit Ärzten und mit Medizin zu tun? Sehen wir zu...

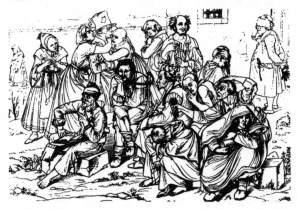

In der Düsseldorfer Irrenanstalt, Holzstich nach einer Zeichnung von Wilhelm von Kaulbach

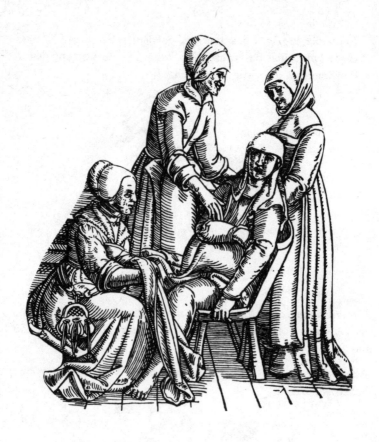

4 Natur, Arzt, Mitmensch

Asozial (socius, Genosse, Kamerad):
Ererbte Gemeinschaftsunfähigkeit,
Anlagemäßig bedingte, charakterl. Minderwertigkeit.
Pschyrembel, Klinisches Wörterbuch 185.-250.
Auflage 1969.

Das Medizinstudium begann zu meiner Zeit (1969) mit Unterricht in Physik und Chemie, sogenannten naturwissenschaftlichen Grundlagefächern, und mit dem anatomischen Präparierkurs, zu deutsch: „Übungen im Leichenzergliedern".

Bis heute hat sich an diesem Aufbau des Studiums nicht viel geändert. Dem Anfänger/der Anfängerin ergeht es noch genau so wie mir seinerzeit: Frühmorgens begann ich den Tag mit der Präparation einer Leiche, nachmittags sollte ich an alten Gummiquadern das „Hooksche Gesetz" studieren — es geht dabei um Dehnung und Scherung, glaube ich, doch im Grunde ist es mir heute noch gleichgültig. Das Hooksche Gesetz hat mit dem, was ich heute als Arzt so treibe, recht wenig zu tun. Die Übungen im Leichenzergliedern wahrscheinlich auch — obwohl ich mir manchmal durchaus bessere anatomische Kenntnisse wünsche. Dieses Studium jedenfalls hat mir ihre Aneignung eher schwer gemacht.

Ist der Aufbau des Studiums unter didaktischen Gesichtspunkten äußerst zweifelhaft, so ist er ideologisch doch von unschätzbarem Wert.

Das erste, was der Medizinstudent kennenlernt, ist das Tote: tote Materie, tote Menschen. An diesem „Material" soll er arbeiten, Kenntnisse erwerben. Eigentlich merkwürdig, daß man sich die Gesetze des Lebens im Reich des Todes aneignen soll. In Wahrheit lernt man so weder Leben noch Tod kennen[1]. Wie auch immer,

---

[1] Siehe dazu auch die Ausführungen von Kapitel 10.

der Student wird daran gewöhnt, daß er Naturwissenschaftler ist. Er lernt die Menschen, die er später heilen soll, als lebloses Substrat, als Objekt, als Übungsmaterial kennen. Kein Wunder, wenn mancher Arzt den leidenden Menschen später nur als einen mangelhaft funktionstüchtigen Organismus betrachtet, als reparaturbedürftige Amöbe, die Probleme mit ihrer Biochemie hat. Der Patient wird ihm so zum Gegenstand, zum „Menschenmaterial", an dem er seine Kunst demonstriert.

Die Gesellschaft erwartet vom Arzt allerdings mehr, als daß er ein gut ausgebildeter, mit theoretischem Sachwissen reichlich ausgestatteter Naturwissenschaftler sei. In diese Rolle des Wissenschaftlers hat sich der Arzt ja erst in den letzten drei Jahrhunderten gedrängt; historisch hingegen leitet sich seine Profession von der des Schamanen und Priesters her.

Vom Arzt wird verlangt, daß er ein Helfer, ein Heiler sei, ein Mensch, der berufen ist (oder sich berufen fühlt), seinen Mitmenschen Gutes zu tun. Die Ärzte malen an diesem Zerrbild eifrig mit, sie haben ein eigentümlich gespaltenes Verständnis von ihrer eigenen Rolle. In ihrem theoretischen Wissens- und Kenntnisstand naturwissenschaftlich gebildet und auch entsprechend orientiert, lassen sie sich an ihrem praktischen Sozialverhalten doch immer wieder gerne als Wunderheiler und Zauberkünstler feiern:

„Der ärztliche Beruf ist kein Gewerbe. Daß im ärztlichen Beruf finanzielle Dinge eine Rolle spielen, ist selbstverständlich, aber Ärzteschaft und Öffentlichkeit tun gut, sich daran zu erinnern, daß das Entgelt für ärztliche Leistung seit alters den Namen ,Honorar' trägt, was also etwas wie einen Ehrensold bezeichnet, der eigentlich nicht nachrechenbar ist. Ein Anspruch auf ihn besteht, aber sein Maß richtet sich danach, wie die Leistung eingeschätzt und wie hoch die notwendigerweise mit ihr verbundene Ehrenhaftigkeit bewertet wird. Denn die aufgewendete Arbeit und Mühe kann der Laie nicht beurteilen, noch weniger kann er ermessen, ob er seinem Arzt eine große oder kleine Last der Verantwortung aufgebürdet hat. Der Arzt hat nichts feilzubieten, er preist keine Ware an, er steht zur Verfügung und wird aus Not gerufen. Weder reiner Wissenschaftler noch Handwerker oder Künstler, zum wenigsten Geschäftsmann: in solchen Negationen ist er Glied der Gemeinschaft." (Fischer-Lexikon Medizin 1, 1969, 147.-153. Tausend. Der hier zitierte Abschnitt „Arzt und Patient" ist von Prof. Dr. *Karl Stoevesandt* verfaßt worden.)

Diese Schilderung ist sehr aufschlußreich: Der Arzt soll also, will er Glied der Gemeinschaft werden, *nicht* Wissenschaftler, Handwerker oder Künstler sein — und erst recht natürlich nicht Geschäftsmann! Erst, indem er all dies *nicht* ist, wird er gemeinschaftsfähig.

Aber was ist der Arzt denn dann eigentlich? Welche positive Rolle spielt er in der Gesellschaft? Die Antwort zu geben, ist — so meine ich nach zwölfjährigen medizinischen Erfahrungen — gar nicht schwer. Der Arzt ist in erster Linie ein *Held*. Genau besehen, ist er der letzte, ernst zu nehmende und auch ernst genommene, positive Held unserer Tage. Er schildert sich selbst und seinen Beruf auch in deutlichem Anklang an die „Rittertugenden": „Er steht zur Verfügung und wird aus Not gerufen". Dies ist ein Ideal, das wohl weit mehr an die Tafelrunde des Königs Artus erinnert als an die nüchterne Realität eines Operationssaals. Es ist dies die Gedankenwelt der *Arztromane*, die ja als moderne Mythen weiteste Verbreitung genießen.

„Tupfer, bitte", sagte Oberarzt Dr. Brock, als er den Bauchraum eröffnete. Sein Blick traf die Augen der jungen OP-Schwester...

Das Ziel des Helden ist es, Unsterblichkeit zu erlangen — im Wunsch, ein Held zu sein, kann man quasi eine Vorstufe zum „Gotteskomplex" mit seinen Allmachtsphantasien erkennen. Wer den Gedanken an den Tod nicht ertragen kann — wiederum verweise ich auf Kapitel 10, in dem dieser Gedankenfaden wieder aufgenommen wird —, trachtet danach, sich durch große Taten „zu verewigen", sein armes, leidvolles eigenes Sein durch Monumente zu vergrößern. So sucht er der Natur und den Mitmenschen seinen Willen aufzuzwingen. *Hermann Hesse* hat bei der Gartenarbeit darüber nachgedacht:

„Und dann ist in einem Garten der enge Kreislauf alles Lebens noch enger und deutlicher und einleuchtender zu sehen als irgendwo sonst... und nur zuweilen kommt es mir im Säen und Ernten für Augenblicke in den Sinn, wie merkwürdig es doch ist, daß von allen Geschöpfen der Erde nur allein wir Menschen an diesem Lauf der Dinge etwas auszusetzen haben und mit der Unsterblichkeit aller Dinge nicht zufrieden sind, sondern für uns eine persönliche, eigene, besondere haben wollen." (1908)
Der persönliche Nimbus der Ärzte liegt in ihrer helfenden, heilenden Rolle. Der Arzt ist Helfer der Schwachen, er hilft jenen, die sich nicht selber helfen können. Seine Bezahlung für diesen Dienst ist ein „Ehrensold". Das Ehrenhafte seines Tuns besteht darin, einen Kampf gegen übermächtige Gegner zu führen — gegen Schmerzen und Leid, gegen Krankheit und Tod. Er trägt ja auch die Verantwortung — nicht mehr der Kranke, der von ihr auf wundersame Art befreit ist, wenn er sich „in die Hände des Arztes" begibt.
Ich habe pointiert formuliert, gewiß doch. Aber es *muß* Mythologie im Spiel sein! Wie könnte es anders zu klären sein, daß die Naturwissenschaftler Ärzte — zu strengem kausalanalytischem Denken erzogen — bei der Beschreibung des Ethos ihrer eigenen Tätigkeit stets einen Realitätsverlust offenbaren, der den unbefangenen Beobachter zwangsläufig skeptisch macht. Ich zitiere nur zwei Perlen:
„Die erste Begegnung von Arzt und Patient kann entscheidend sein. Der Kranke muß das Gefühl haben, daß der Arzt jetzt und hier nur für ihn da ist. Der Arzt muß zuhören können, muß sich um das Vertrauen des Kranken bereits in den ersten Minuten bemühen. Unterbrechung der ersten Gespräche durch Telefonate, Anfragen der Sekretärin, durch Alarmglocken oder Suchanlagen können enorm irritieren." (*G. Schettler* 1976)
„Für eine Erstuntersuchung in der Facharztpraxis wird durchschnittlich eine Stunde zu rechnen sein. Der persönliche Einsatz soll ärztliche Haltung erkennen lassen. Der Arzt darf dem Patienten gegenüber niemals nachlässig uninteressiert oder überheblich wirken. Durch den ersten Eindruck wird zumeist sein

Bild für den Patienten geprägt. Durch die erste Aussprache soll der Kranke bereits erkennen, daß der Arzt an seinem Leiden Anteil nimmt und auf das Wesentliche eingeht. Er wird dadurch das notwendige Vertrauen fassen." (*R. Gross* und *P. Schölmerich*, Lehrbuch der Inneren Medizin)

Genug des Wortgeklingels. Halten wir fest: Wenn Ärzte von ihrem Berufsbild sprechen, geraten sie offenbar leicht ins Schwärmen. Sie sprechen von einem Idol, nicht von der Realität.

Nun sind starre Idealvorstellungen, die immer wieder gegenüber einer Realität beschworen werden, die sich nun leider hartnäckig weigert, diesen Idealen zu folgen, ja oft Zeichen einer Angst-Abwehr. Was wehren die Ärzte ab, wenn sie mit so kräftigen Worten ihr heroisches Berufsethos schildern? Der Fall, bei dem dieses Ethos aus politischen Gründen in sein extremes Gegenteil verkehrt worden ist — die berüchtigte Aktion T 4 — soll uns zunächst beschäftigen.

Ziel und Weg

Zeitschrift des Nationalsozialistischen
Deutschen Ärzte-Bundes, e.V.

3. Jahrgang   1933   Heft 9

Wir übernehmen die Führung

5   Die Aktion T 4

Das Vergangene ist nicht tot,
es ist nicht einmal vergangen —
Wir trennen es von uns ab und
stellen uns fremd.

Christa Wolf

Am 24. August 1941 beendete ein persönlicher Befehl Adolf
Hitlers die berüchtigte Aktion T 4, das an Kranken und Behinder-
ten durchgeführte Vernichtungsprogramm der Jahre 1939 bis
1941. Die Aktion bildete eine blutige Ouvertüre zur wenig später
in Angriff genommenen „Endlösung der Judenfrage". Im Zuge des
T 4-Holocaust, dessen Deckname daher stammt, daß die ersten
Besprechungen in der Tiergartenstraße 4 in Berlin stattgefunden
hatten, wurden wahrscheinlich etwa 100.000 Menschen ermordet,
Epileptiker, Schizophrene, „Psychopathen", aber auch Homosexuelle und „Gesellschaftsfeinde"; sie allesamt waren im Sinne der
nationalsozialistischen Weltanschauung Repräsentanten „unwerten Lebens", das ausgemerzt werden mußte, um den „Volkskörper" rein und gesund zu erhalten.

Der öffentliche Protest, der Hitler veranlaßte, die Aktion im
Sommer 1941 zunächst einzustellen (was das praktisch bedeutete,
wird noch beleuchtet werden), ging von den Verwandten der Er-
mordeten aus, die die verlogenen Beileidsbriefe zum „plötzlichen
Ableben" ihrer Angehörigen nicht glauben wollten, und wurde
von Kirchenmännern aufgegriffen und präzisiert wie in den berühmten Predigten des Grafen von Galen. Die Psychiater und die
anderen Ärzte hingegen taten recht wenig gegen die Ermordung
ihrer Schutzbefohlenen — wenn sie nicht ohnehin als Gutachter
oder als durchführende Ärzte (diese meist SS-Mitglieder) sich unmittelbar an der Aktion beteiligten. Auch nach dem Krieg blieb

dieses Thema für die Psychiatriegeschichte tabu. In den Memoiren des Psychiaters *Hans Bürger-Prinz* (der immerhin als einer von wenigen Vorsichtigen passiven Widerstand leistete) findet sich zwar ein Kapitel „ Die Psychiatrie auf der Anklagebank" — doch bezeichnenderweise ist hier nicht von der Aktion T 4, sondern von einem Strafprozeß der Nachkriegszeit die Rede, in dem ein Fall von vermeintlicher Freiheitsberaubung verhandelt wurde (wobei Bürger-Prinz sich in eigentümlicher historischer Blindheit über die vielen Vorurteile der Öffentlichkeit gegen die Psychiater beklagt!).

Wie aber konnte es überhaupt so weit kommen, daß seelisch Kranke ermordet wurden — vergast, durch Nahrungsentzug oder durch Luminal-Injektionen in den Tod getrieben? Die billigste, gängigste und unbrauchbarste Erläuterung ist jene, daß die beteiligten Ärzte eben „vom Nationalsozialismus verblendet" gewesen seien — eine Tautologie, die mehr verschleiert als sie erklärt.

Denn erstens bleibt die eigentliche Frage fortbestehen: Warum waren die Ärzte — und gerade die Psychiater — denn für jene kruden Theoreme der NS-Ideologen so überaus aufnahmebereit (und setzten sie bereitwillig in die Tat um)? Zweitens ist zu bedenken, daß es sich bei der nationalsozialistischen Weltanschauung nicht um ein übermäßig originelles Gedankengebäude handelt — mehr um eine durch ihre unverhüllte Brutalität als durch ihre Neuheit auffällige Drapierung ideologischer Versatzstücke, die man allesamt schon in den philosophischen Schaufenstern des wilhelminischen Deutschland hatte besichtigen können und die Hitler nur neu kombinierte, nicht erfand — ein Faktum, über das nachzudenken gerade im Jahr der Preußen-Renaissance recht lohnend scheint.

Die hier kurz skizzierte These wird sogleich deutlicher, wenn wir die Geschichte der Psychiatrie etwas genauer betrachten. Beginnen wir mit dem Jahre 1892. Zu diesem Zeitpunkt fand die erste Sterilisation einer Geisteskranken auf ärztliche Anordnung statt — und zwar unter „eugenischen" Gesichtspunkten. Ausführender Arzt war der Schweizer *Forel*, der allerdings vielen reichsdeutschen Psychiatern aus der Seele gesprochen haben dürfte, wenn er schrieb:

„Die allzu einseitige, schwache, feige und blinde Humanität unserer gegenwärtigen Gesellschaft begnügt sich oft damit, freizusprechen und laufen zu lassen, ohne den Mut zu haben, Präventativmaßnahmen zu ergreifen, die sich immer notwendiger machen gegen das Verbrechen und seine Ursachen, wie gegen die Degeneration der Rasse." (*Forel* 1907)

In dem ein Menschenalter zuvor gegründeten „zweiten" deutschen Kaiserreich konnte man solche Töne während der „Gründerjahre" allenthalben vernehmen — besonders häufig von Psychiatern. Es ist dabei zu berücksichtigen, „daß die deutsche Psychiatrie schon mit ihrer Begründung zu Anfang des 19. Jahrhunderts sich ähnlich wie die Germanistik als Teil der nationalen Erhebung und Erneuerung verstand" (*Klaus Dörner*), daß sich die Psychiater jener Zeit gerne als Staatsdiener ansahen, die in einem von den Landesherren und den von ihnen begründeten „öffentlichen Anstalten" dominierten administrativen „Irrenwesen" zu arbeiten hatten. Die Hochblüte des imperialistischen Kapitalismus, die von staatlichen Sozialreformen flankierten Sozialistengesetze und die wachsende Kriegsgefahr sind weitere Meilensteine einer sozialen Entwicklung, die an den Psychiatern sicherlich nicht spurlos vorüber ging. Dies wird in den Worten spürbar, die der berühmte Psychiater *Robert Gaupp* 1906 für seine Tübinger Antrittsvorlesung wählte:

„Wir glauben den Zerfall einer Nation aus ihren wirtschaftlichen und moralischen Entwicklungen herleiten zu sollen... Allein wir vergessen dabei so oft, daß hier noch ein anderer Faktor eine wichtige Rolle spielt, das ist die Entartung im naturwissenschaftlichen Sinne, die allmähliche Umgestaltung des Menschen auf psychophysischem Gebiet, die Abweichung des einzelnen vom gesunden Typus." (*Gaupp* 1906)

Im Geburtsjahr des ersten großen Weltkrieges, 1914, erschien eine von dem Wiesbadener Sanitätsrat *Bruno Laquer* verfaßte Schrift mit dem programmatischen Titel „Eugenik und Dysgenik" — in einer Anzeige aus dem selben Jahr, die für dieses Buch wirbt, heißt es, Laquer wolle

„die Bedeutung der Lehre von der Eugenik für Volkswohlfahrt und Kultur beleuchten, insbesondere die ungeheuren geldlichen Lasten, welche von den „asozialen" Elementen in immer höherem Maße dem Haushalt der zivilisierten Staaten auferlegt werden".

Laquer selbst spricht ausführlich von den öffentlichen „Lasten und Schäden",

„welche es gebieterisch fordern, mit den durch die Erblichkeitsforschung uns jetzt schon gegebenen Direktiven, mit staatlichen oder privaten Maßregeln gegen die vorhandenen Minusvarianten der Rasse, gegen ihre asozialen Elemente vorzugehen" (*Laquer* 1914), und so komme der Ausbau einer restriktiven, viele Generationen durchhaltenden Eugenik in Betracht, „d. h. zwangsweise Ausmerzung der asozialen Linien, insoweit sie sich durch Vererbung auf der Grundlage von schlechten, ungeeigneten Keimen entwickeln" (ibidem).

Mittlerweile tobte der Weltkrieg. Die reichsdeutschen Psychiater hatten sich als Fachärzte vor allem mit dem sogenannten Kriegszittern und mit anderen Formen der „Schreckneurosen" zu befassen. Hierbei betätigten sie sich sehr willig als Erfüllungsgehilfen des Kriegsministers — „eine energische ärztliche Behandlung und nicht ‚Mitleid' sollen im Vordergrund des ärztlichen Denkens stehen", notierte ein zeitgenössischer Psychiater über die Kriegspsychiatrie (*Loewy-Hattendorf* 1920).

Es ist hervorzuheben, daß die „Behandlung" mit Stromstößen eine Erfindung der Kriegspsychiatrie gewesen ist, wovon noch die Rede sein wird. Diese Therapie, so schrieb *Sigmund Freud* in einem Gutachten nach Kriegsende,

„zielte nicht auf die Herstellung des Kranken, oder auf diese nicht in erster Linie, sondern vor allem auf die Herstellung seiner Kriegstüchtigkeit; die Medizin stand diesmal im Dienste von Absichten, die ihr wesensfremd sind..." (*Freud* 1920),

und er prägte auch den berühmten Satz, die Weltkriegspsychiatrie hätte die Funktion von „Maschinengewehren hinter der Front" übernommen. Gerade in dieser Funktion fühlten sich die Psychiater offenbar recht wohl.

Einer der berühmtesten unter ihnen, *Alfred Hoche*, veröffentlichte 1915 ein Bändchen „Krieg und Seelenleben", in dem er die begeisterten Worte niederschrieb:

„Das ganze Volk ist umgewandelt in einen einheitlichen, geschlossenen Organismus höherer Ordnung, nicht nur im politisch-militärischen Sinne, sondern auch für das Bewußtsein jedes einzelnen." (*Hoche* 1915)

Jener Psychiater *Alfred Hoche* publizierte später — auf der Woge der Zeitströmung schwimmend — gemeinsam mit dem Juristen *Karl Binding* das Buch „Die Freigabe der Vernichtung lebensunwerten Lebens" (1920). Hier wurde offen von „Ballastexistenzen" gesprochen, vom „Fremdkörpercharakter der geistig Toten" im Gefüge der menschlichen Gesellschaft.

So liegt es auch gar nicht fern, daß die Psychiater und der Jurist die folgende Prophezeiung wagen konnten:

„Es gab eine Zeit, die wir jetzt als barbarisch betrachten, in der die Beseitigung der lebensunfähig Geborenen und Gewordenen selbstverständlich war; dann kam die jetzt noch laufende Phase, in welcher schließlich die Erhaltung jeder noch so wertlosen Existenz als höchste sittliche Forderung galt; eine neue Zeit wird kommen, die von dem Standpunkt einer höheren Sittlichkeit aus aufhören wird, die Forderungen eines überspannten Humanitätsbegriffes und seiner Überschätzung des Wertes der Existenz schlechthin mit schweren Opfern dauernd in die Tat umzusetzen". (Ibidem)

In der wirtschaftlich unsicheren Zeit der Weimarer Republik — im Schatten der Börsenkatastrophen und der Bankenkonkurse — lag die Befreiung des „Volkskörpers" von wertlosen „Ballastexistenzen" natürlich noch erheblich näher als in der Hochkonjunktur der Gründerjahre. So wundert es nicht, wenn der bereits erwähnte *Robert Gaupp* in seinem Referat vor der Jahresversammlung des Deutschen Vereins für Psychiatrie im Jahre 1925 die von ihm bereits 1906 dargestellten Gedankengänge wieder aufnahm und sagte:

„Deutschland hat durch den Frieden von Versailles einen zu kleinen Nahrungsspielraum erhalten. Die Belastung des Deutschen Reiches durch die geistig und sittlich Minderwertigen aller Klassen ist enorm und angesichts unserer Verarmung und unserer schwer ringenden Wirtschft eine trostlose Belastung... (*Gaupp* 1925)

Auf der internationalen Hygiene-Ausstellung in Dresden 1930 war die Halle 51 dem Motto „seelische Hygiene" gewidmet, das Programmheft verfaßten *P. Nitsche* und *C. Schneider* (beide später leitende Akteure der Aktion T 4).

„Eine Forderung seelischer Hygiene von ungeheurer Wichtigkeit ist die Vorsorge für die seelische Tüchtigkeit und Gesundheit der kommenden Generation. Die in dieser Richtung notwendigen Maßnahmen beschränken sich keineswegs auf die richtige Eheberatung und Gattenwahl, auf die Verhinderung der Fortpflanzung Untüchtiger. Not tut vor allem auch eine zielbewußte und umfassende qualitative Bevölkerungspolitik. Diese Maßnahmen greifen tief in das Wirtschafts- und Staatsleben ein..." (*Nitsche* und *Schneider* 1930)

Drei Jahre später war es dann so weit: im neuen, dritten deutschen Reich machte der von jetzt ab „biologisch aufgebaute" Staat ernst mit den von den Psychiatern so ersehnten „tiefgreifenden Maßnahmen". Am 14. 7. 1933 erließ er die Sterlilisationsgesetze „zur Verhütung erbkranken Nachwuchses"; der offizielle Gesetzeskommentar wurde am 6. 3. 1934 vom Reichsführer der Kassenärztlichen Vereinigung zur Pflichtlektüre aller Kassenärzte gemacht. An diesem Kommentar hatte auch der Psychiater *Ernst Rüdin*[1] — ehemals Mitarbeiter des „Archivs für Rassen- und Gesellschaftsbiologie" — mitgearbeitet. Als solcher hatte er seinerzeit geschrieben:

„Daß wir tausenden von Geisteskranken über ihre Krisen hinweghelfen, die sie ohne unseren Beistand dem Untergang in dieser oder jener Form überliefern würden... darüber werden wir uns ja wohl einig sein... Es bleibt uns deshalb nichts übrig, als uns aufzuraffen und der drohenden Entartung durch rassenhygienische Maßnahmen einen Damm zu setzen..." (*Rüdin* 1910)

---

[1] *Rüdin* war 1934 zum „Reichsleiter" des Verbandes deutscher Nervenärzte ernannt worden.

Jetzt, im Kommentar des Sterilisationsgesetzes heißt es, dieses sei „als Bresche in das Geröll und in die Kleinmütigkeit einer überholten Weltanschauung und einer übertriebenen selbstmörderischen Nächstenliebe der vergangenen Jahrhunderte aufzufassen..." (*Rüdin* u. a. 1934)

Der Psychiater *Rüdin* gab im Jahr 1934 auch den Sammelband „Rassenhygiene im völkischen Staat" heraus, in dem ein W. *Schultze* fordert, „daß die Schwachen und Untüchtigen ausgemerzt werden" (*Schultze* 1934), und weiterhin darlegt, die „Behandlung"

„könnte in Arbeitshäusern, Arbeitskolonien usw. erfolgen und hat ihren Anfang teilweise in unseren heutigen Konzentrationslagern gefunden". (Ibidem)

So geschrieben 1934! „Wir wußten nicht darum"?? In dem hier nur kurz skizzierten politischen Klima, das sich seit Ende des 19. Jahrhunderts zusammengebraut hatte und alles andere als ein plötzliches Gewitter aus heiterem Himmel darstellte, wirkt es eher konsequent, wenn Adolf Hitler — der ja bereits in seinem seit den zwanziger Jahren weitverbreiteten Buch „Mein Kampf" geschrieben hatte:

„Ein völkischer Staat wird damit in erster Linie die Ehe aus dem Niveau einer dauernden Rassenschande herauszuheben haben, um ihr die Weihe jener Institution zu geben, die berufen ist, Ebenbilder des Herrn zu zeugen und nicht Mißgeburten zwischen Mensch und Affe." (*Hitler* 1925)

— es wirkt also nicht inkonsequent, wenn Adolf Hitler Ende Oktober 1939 in einem auf den 1. September rückdatierten „geheimen Führererlaß" fordert:

„die Befugnisse namentlich zu bestimmender Ärzte so zu erweitern, daß nach menschlichem Ermessen unheilbar Kranken bei kritischer Beurteilung ihres Krankheitszustandes der Gnadentod gewährt werden kann".

Damit war das Startzeichen zur Aktion T 4 gegeben. Am 9. Oktober 1939 begann das Verschicken von Meldeformularen durch die „Reichsarbeitsgemeinschaft Heil- und Pflegeanstalten"; die zurückkommenden Erhebungsbögen wurden an Gutachter verteilt, unter denen eine nicht mehr zu ermittelnde Anzahl deutscher Ordinarien mitwirkte — nur von einem, nämlich von Prof. *Ewald,* ist eine Weigerung bekannt: Ewald blieb bis Kriegsende unbehelligt und bestätigte so die späteren Aussagen von Hitlers Leibarzt Dr. *Brandt,* daß es den Ärzten durchaus möglich gewesen wäre, sich der Teilnahme an der Aktion zu verweigern. Über jeden Meldebogen wurden drei Gutachten eingeholt, die von Dr. *Heyde,* dem ärztlichen Leiter der Aktion, einem Psychiater und SS-Mitglied, und von dem uns bereits bekannten Psychiater *Paul Nitsche* ausgewertet wurden. Bei den Anstalten trafen dann, wenige Wochen nach Absendung der Meldebögen, Benachrichtigungen ein, daß infolge „planwirtschaftlicher Maßnahmen des Reichsverteidigungskommissars" einige Kranke verlegt werden müßten. Dieses Verlangen übernahm die „Gemeinnützige Krankentransportgesellschaft", deren graue, innen verhängte Omnibusse im Volk bald bekannt-berüchtigt wurden und die meist mit SS-Mitgliedern bemannt waren. Diese Transporte brachten die zur Ermordnung ausgewählten Kranken zunächst in „Beobachtungsanstalten" — nicht zur Beobachtung, sondern um den Angehörigen spätere Recherchen zu erschweren, und dann in die von der „Allgemeinen Stiftung für Anstaltswesen" betriebenen sechs Tötungsanstalten, die abgesperrt und streng bewacht waren, das Personal kaserniert und mit Sonderzulagen belohnt, auch mit viel Alkohol. Die dortigen Vergasungsstationen waren als Duschräume getarnt. Den Kontakt zu den Angehörigen übernahmen „Trostbriefabteilungen", den Angehörigen wurde ein bedauerlicher plötzlicher Tod mitgeteilt, die Habseligkeiten der Opfer seien „aus seuchenpolizeilichen Gründen" verbrannt worden usw. Dennoch — und wegen vieler bürokratischer Pannen (falsche Namen, unpassende Diagnosen) regte sich in der Bevölkerung zunächst Mißtrauen, dann Empörung, die vor allem von Vertretern der katholischen und evangelischen Kirche aufgegriffen wurde.

Im August 1941 ließ Hitler dann die Aktion — nachdem etwa 80.000 bis 100.000 „unheilbar Kranke" (unter ihnen auch politische Häftlinge, denen Gutachter den § 51 StGB zugebilligt hatten, um sie vor der Todesstrafe zu retten, Homosexuelle und andere

„Sittlichkeitsverbrecher", „kriminelle Psychopathen" und alle Sicherheitsverwahrten) ermordet worden waren — abrupt beenden. Die Motive dazu sind nicht eindeutig bekannt. Neben der Beunruhigung der Bevölkerung kommt der Feldzug gegen die Sowjetunion in Betracht, der einerseits eine Konzentration der Kräfte auch im Transportwesen erforderlich machte, andererseits aber durch raschen Gewinn von „Lebensraum" im Osten die Realisierung der großangelegten „Endlösung der Judenfrage" fernab von den Kerngebieten des Reiches ermöglichte. Vom Herbst 1941 an wurden dann auch sowohl das technische Arsenal an Vergasungsanlagen wie auch das an ihnen geschulte Personal an den Leiter der Judenvergasung im „Ostraum", SS-Brigadeführer *Globocnik*, überantwortet, um hier in einer neuen Dimension den „Holocaust" zu erproben. Dies heißt aber nicht, daß mit dem Ende der Aktion T 4 auch das Morden in den Anstalten endete — viele Ärzte praktizierten jetzt „Euthanasie auf eigene Faust", sei es durch das von *Paul Nitsche* ausgearbeitete „Luminal-Schema", sei es einfach durch Rationierung der Verpflegung, d. h. durch Nahrungsentzug, worauf die entkräfteten Patienten meist an Pneumonie starben.

Besonders häufig wurde dieses Verfahren in der Heil- und Pflegeanstalt Eglfing-Haar angewandt, deren Direktor *Pfannmüller* seine Anstalt schon am 20. 9. 1940 als „judenfrei" gemeldet hatte. Hier wurden bis Kriegsende wahrscheinlich noch etwa 1500 Patienten durch Luminal und/oder Hungerkost getötet[2].

Eine solche Kranke war Babette F., geboren am 7. 7. 1929. Sie wurde am 1. 11. 1943 nach Eglfing-Haar verlegt. Obschon bei der Aufnahmeuntersuchung Herz und Lunge gesund (o. B.) gewesen sein sollen, heißt es in der Krankenakte unter dem Datum 16. 11. in der Krankengeschichte: „Seit 5 Tagen mangelhafte Nahrungsaufnahme, verschluckt sich häufig beim Essen. Seit einigen Tagen tracheobronchitische Symptome. Heute Exitus". Die Akte Babette F. ist geschlossen, ein „unwertes" Leben ausgelöscht.

---

[2] Dr. *Pfannmüller* wurde 1949 zu sechs Jahren Zuchthaus verurteilt.

Babette F. war zuvor 9 Jahre in der „Heil- und Pflegeanstalt" Schönbrunn untergebracht, wo sie als geistig behindert, aber körperlich gesund galt. Warum wurde sie so plötzlich verlegt? Wußte der Arzt, der die Verlegung anordnete, nicht, welches Schicksal die Kranke in Eglfing erwartete? In seinem „Verlegungszeugnis" heißt es: „Da F. sehr unruhig ist, ist sie für Schönbrunn nicht mehr geeignet; sie wird in die zuständige Heil- und Pflegeanstalt Eglfing-Haar eingewiesen".

Der Arzt, der dies am 26. 10. 1943 unterschrieb, hätte sich — bei Würdigung aller Zeitumstände — über den weiteren Gang der Ereignisse nicht im Unklaren sein dürfen. Nahm er den (wahrscheinlich gewaltsamen) Tod von Babette F. billigend in Kauf? Wir werden es niemals genau wissen. Es soll aber nicht verschwiegen werden, daß der Name des Arztes bekannt ist: *H. J. Sewering,* seit 1. 11. 1933 Mitglied der SS (Mitgliedsnummer 143000) und seit 1. 8. 1934 auch der NSDAP (Mitgliedsnummer 185805), bis vor kurzem außerdem höchster Ärztefunktionär in der Bundesrepublik Deutschland.

Der Kreis schließt sich — die Tragödie der Aktion T 4 findet ihr burleskes Nachspiel in einer niemals offen überprüften Vergangenheit — und in der dazu passenden Standespolitik deutscher Ärzte bis heute.

Der Giftpilz

Verlag Der Stürmer, 1938

6   Arzt des Volkskörpers

„Das Dritte Reich hat nicht das Glück
auf seine Fahnen geschrieben,
sondern die Tugend".

   K. *Gauger* (Psychotherapeut), 1934

Die Schrift von *Binding* und *Hoche* — Gipfelkreuz eines sozial-darwinistischen Eisberges, der mit der geschichtlichen Entwicklung vom Kaiserreich zum Hitlerreich einhertrieb — markiert deutlich einen neuen Gesichtspunkt, ja einen Wendepunkt im ärztlichen Handeln, das gemäß seinem hippokratischen Eid dem Wohl des Kranken als dem obersten Gesetz verpflichtet sein wollte:

Das leidende Individuum konnte Freunde, Nachbarn, Priester, möglicherweise auch Schamanen und späterhin Ärzte in Anspruch nehmen — so wollte es die Tradition. Jetzt jedoch geschah etwas grundlegend Neues: Das Individuum wird hinsichtlich seiner eigenen Existenzberechtigung *nachweispflichtig*. Es muß sich beweisen lassen, daß das individuelle Leben für jene Gemeinschaft, die angeblich in den Staatsorgangen repräsentiert wird, nicht eine beschwerliche Last, sondern einen nützlichen Wert darstellt. Und dieser Nachweis — das ist das eigentlich Neue — wird auch gar nicht mehr vom Individuum selbst erbracht, dessen „Lebenswert" hier zu Debatte steht, sondern von Ärzten, die eine Überprüfung des „Existenzwertes" nach scheinbar wissenschaftlichen Kriterien vornehmen zu können meinen. Die Ärzte wiederum nehmen in dieser neuen (gerne übernommenen) Rolle nicht das Interesse des Individuums, sondern das Interesse des Staates wahr — sie sind nicht mehr Lebenshelfer, sondern Staatsanwälte. Vom Dienst am persönlichen Wohlergehen sind sie übergeschwenkt zum Dienst am Gemeinwohl. Sie sind selber Staatsorgane gewor-

den, Ärzte, die im Interesse des „Ganzen" am liebsten den gesamten „Volkskörper" behandeln, in dem sie hier die „untauglichen Glieder" amputieren. Nochmals *Binding* und *Hoche* im Original: „Wir haben es… verlernt, in dieser Beziehung den staatlichen Organismus wie ein Ganzes mit eigenen Gesetzen und Rechten zu betrachten, wie ihn etwa ein in sich geschlossener menschlicher Organismus darstellt, der, wie wir Ärzte wissen, im Interesse der Wohlfahrt des Ganzen auch einzelne wertlos gewordene oder schädliche Teile oder Teilchen preisgibt und abstößt."
Der Arzt versteht sich jetzt offensichtlich als Anwalt der Rechte jenes „höheren Ganzen", des staatlichen Organismus, und nicht mehr als ein Helfer, der einem individuellen Kranken Beistand leistet.

Konkret weitergedacht, läuft dies natürlich auf jene These hinaus, die der NS-Mediziner *Pfannenstiel* 1935 im Organ der nationalsozialistischen Ärzte — mit dem bezeichnenden Titel „Ziel und Weg" — als „Gedanken über das Wertproblem in der Medizin" veröffentlichte:
„Dem Mediziner kann das Leben als solches nur solange höchster Wertbegriff bedeuten, als sein Träger keine Abnormitäten aufweist oder er nicht unheilbaren Krankheiten anheimfällt. Hier wird das Nicht-Sein bzw. der Tod unter Umständen höher gewertet werden müssen als das Leben."
Therapieziel bei der Behandlung des „Ganzen" ist der Tod des Individuums! Auch bei *Binding* und *Hoche* hieß es ja über die „Ballastexistenzen":
„Ihr Leben ist absolut zwecklos, aber sie empfinden es nicht als unerträglich. Für ihre Angehörigen wie für die Gesellschaft bilden sie eine furchtbar schwere Belastung. Ihr Tod reißt nicht die geringste Lücke, außer vielleicht im Gefühl der Mutter oder der treuen Pflegerin."
Daß Ärzte mit Schwerkranken, insbesondere Krebskranken, ungerne umgehen, besonders dann, wenn es sich um unheilbar Kranke handelt, ist mehrfach nachgewiesen (z. B. *Siegrist* 1978, der die hier auftretenden Abwehrmechanismen und Vermeidungsstrategien nachzeichnet). Die Ehre, als Staatsdiener, als Arzt der

kranken Volksgemeinschaft tätig zu werden, mag willkommener Ausgleich sein für das bei der Behandlung des individuellen Kranken schmerzlich empfundene, doch zumeist nicht offen eingestandene Gefühl des Versagens und der Unzulänglichkeit. Ich werde auf diesen „Rollenwechsel" noch zurückkommen. Einstweilen will ich noch die Entwicklungstendenzen nationalsozialistischer Ärzteverbrechen nachzeichnen. Hier wurde den Ärzten ganz direkt die Aufgabe des Dienstes an Volk und Rasse übertragen (zu der sie sich allerdings meist „freiwillig" gemeldeten hatten). So schrieb der NS-Ärzteführer *Gütt* im Jahre der Machtergreifung 1933:

„Es gilt Verständnis für Rassenhygiene und Aufartung zu wecken! Kurz, es gilt Rassedienst am deutschen Volk zu leisten. Das ist die *vornehmste* (Hervorhebung durch mich, T. B.) Aufgabe des deutschen Arztes im Dritten Reich"!

Diese Aufgabe konnte vor allem deshalb mit dem Schmuck einer besonderen Vornehmheit ausstaffiert werden, weil sie als „idealistisch" galt, ihre Kraft aus „staatspolitischen" Visionen bezog, die ärztlichen Größenphantasien einen hervorragenden Legitimationsrahmen boten:

„So wünschen wir uns sehnlichst, daß die Zeit bald kommen möge, wo es keine Geisteskranken und Schwachsinnigen mehr in der Welt gibt, weder in Anstalten noch draußen, und es müßte herrlich sein, in einer solchen Welt zu leben, in der dann sicherlich auch alles andere vollkommen wäre."

Der Arzt wird so zur treibenden Kraft einer Heilung, ja ewigen Gesundung „im Großen"; ein Ziel, das freilich fordert, daß der Arzt auf dem Wege zu dieser heilen Gesellschaft „über Leichen geht".

Es ist für mich stets ein beeindruckender und bedrückender Gesichtspunkt gewesen, daß gerade Psychiater in ganz besonders hohem Maße bereit gewesen sind (wie die Aktion T 4 zeigt), für das Linsengericht des Dienstes am Volke ihre dem Los des einzelnen Kranken verpflichtete Helfer-Ideologie zu verkaufen. Wie es dazu kommen konnte — und warum dies gerade in Deutschland geschah — soll in späteren Kapiteln weiter untersucht werden.

Zuvor möchte ich mich dem Thema aber noch von der dokumentarisch-biographischen Seite her nähern. Ich zitiere dazu — nach den Gerichtsakten — aus der Lebensgeschichte des Arztes J. P. Kremer. Dieser wurde am 26. 12. 1883 in Stellberg bei Köln geboren. Der Vater war Landwirt. Der Sohn besuchte nach der Volksschule das Progymnasium in Wipperfürth, bereitete sich dann als Externer auf das Abitur vor und bestand diese Prüfung 1909 in Trier. Sodann studierte er in Heidelberg, Straßburg und Berlin Naturwissenschaften, Mathematik und Philosophie. 1914 promovierte er mit einer histologischen Arbeit über die Gewebelehre bei Insekten, wandte sich dann der Medizin zu, absolvierte 1918 das medizinische Staatsexamen und promovierte 1919 in Berlin zum Doktor der Medizin. Ab Oktober 1920 arbeitete Dr. Dr. Kremer in Bonn, zunächst in der chirurgischen Universitätsklinik, dann am pathologischen Institut. 1929 habilitierte er sich mit einer Arbeit im Fachgebiet Anatomie, im Jahre 1936 wurde er zum außerordentlichen Professor der Universität Münster ernannt.

Bereits am 30. Juli 1932 war Kremer der NSDAP beigetreten (Mitglieds-Nummer 1265405), am 11. 1. 1935 wurde seine SS-Mitgliedschaft unter der Nummer 262703 bestätigt. 1941 erlangte er den Rang eines SS-Untersturmführers, jedoch blieb er zunächst vom aktiven Dienst freigestellt. Am 8. 8. 1942, während der Semesterferien, kommandierten ihn seine Vorgesetzten zum SS-Lazarett in Prag ab, dort wurde er zum Konzentrationslager Auschwitz beordert, wo er bis zum 18. 11. 1942 Dienst tat. In dieser Zeit führte er ein Tagebuch, in dem es unter anderem heißt:

3. Oktober 1942.
Heute lebendfrisches Material von menschlicher Leber und Milz sowie vom Pankreas fixiert, dazu in absolutem Alkohol fixierte Läuse von Fleckfieberkrankheiten. In Auschwitz liegen ganze Straßenzüge an Typhus darnieder. Habe mir deshalb heute früh die erste Serumspritze gegen Abdominaltyphus verabfolgen lassen. Obersturmführer Schwarz an Fleckfieber erkrankt!

6. Oktober 1942.
Entress auf seinem Motorrad verunglückt. Verband angelegt, der Kommandant Höß vom Pferd gestürzt; Ostuf. Wirths noch immer nicht zurück.

7. Oktober 1942.
Bei der 9. Sonderaktion (Auswärtige und Muselweiber) zugegen. Wirths wieder zur Stelle. Vertretung von Entress im Männerlager (Arztvorstellen usw.)

9. Oktober 1942.
1 Paket mit 9 Pfd. Schmierseife mit 200,- RM Wert nach Münster abgeschickt. Regenwetter.

10. Oktober 1942.
Lebendfrisches Material von Leber, Milz und Pankreas entnommen und fixiert, Faksimilistempel von Häftlingen anfertigen lassen. Zum ersten Male das Zimmer eingeheizt. Noch immer Fälle von Flecktyphus und Typhus abdominalis. Lagersperre geht weiter.

11. Oktober 1942.
Heute Sonntag gab's zu Mittag Hasenbraten — eine ganz dicke Keule — mit Mehlklößen und Rotkohl für 1,25 RM.

Die „Entnahme lebendfrischen Materials", die dieser Arzt zwischen dem Versand von Schmierseife und dem Genuß von Hasenbraten vorgenommen hat, ohne darüber große Worte in seinem Tagebuch zu verlieren, setzte natürlich die Ermordung des Häftlings voraus, dem das „Material" entnommen werden sollte — der ganze Mensch gerät zum „Material" für eine Wissenschaft, die in völliger Blindheit ihren Elfenbeinturm mitten in einem Konzentrationslager zu errichten vermag[1]. Kremer erklärte später zu diesen Vorgängen:

„Der SS-Arzt entschied darüber, ob dieser Kranke Aussicht auf Genesung versprach oder ob er schon arbeitsunfähig sei, ob er im Krankenbau beziehungsweise ambulatorisch zu behandeln, oder ob er liquidiert werden solle. Die vom SS-Arzt für diese zweite Gruppe Bestimmten nahmen die SS-Dienstgrade mit und führten sie ab... die Häftlinge dieser Gruppe beobachte ich genau, und wenn einer von ihnen, infolge weitgehenden Hungerzustandes mich interessierte, befahl ich dem Sanitäter, einen solchen Kranken für mich zu reservieren und mir den Termin anzugeben, an dem dieser Kranke durch die Injektion getötet würde. An dem vom SS-Sanitäter angegebenen Termin wurden diese von mir ausgesuchten Kranken in eben diesen letzten Block zurückgeführt, dort in den auf der anderen Seite des Korridors gelegenen Saal gebracht, und zwar gegenüber demjenigen, in dem die Untersuchungen vor sich gegangen waren, bei der ein solcher Häftling ausgesucht worden war. Dort legte man den Kranken noch lebend auf den Sektionstisch. Ich trat an den Tisch heran und fragte den Kranken nach verschiedenen, für meine Untersuchung wichtigen Einzelheiten. So z. B. nach seinem Körpergewicht vor seiner Inhaftierung, wieviel er seit seiner Verhaftung abgenommen habe, ob er in der letzten Zeit irgendwelche Medikamente eingenommen hätte usw. Nach Erhalt dieser Informationen trat ein Sanitätsdienstgrad an den Kranken heran und tötete ihn durch eine Injektion in die Herzgegend. Wie mir bekannt ist, wurden zum Töten

---

[1] Als ich 1970 eine Vorlesung über Histologie hörte, beklagte sich der Vortragende, Professor Max Watzka, darüber, daß gutes histologisches „Material" viel schwerer zu bekommen sei, „seit es keine Dekapitierten mehr gibt".

ausschließlich Phenolinjektionen benutzt. Nach einer solchen Injektion trat der Tod sofort ein. Ich selbst habe niemals tödliche Injektionen verabfolgt"[2].

Das Konzentrationslager Auschwitz war bekannt und berüchtigt durch die Fülle der dort vorgenommenen Menschenversuche — neben Kremer und anderen experimentierte hier auch der Professor der Gynäkologie, *Carl Clauberg* (1898-1957), der in Zusammenarbeit mit dem Schering-Werk und unter der Schirmherrschaft Heinrich Himmlers ein Verfahren erprobte, wie durch Injektion von Formalinlösung in den Uterus Sterilität erzeugt werden könne (ein Verfahren, das in den Ostgebieten in großem Stil zur Anwendung kommen sollte). Clauberg, der die weiblichen Häftlinge nur bei ihren eintätowierten Nummern nannte und sie ohne jede Betäubung mit Injektionen in den Uterus traktierte (woran mindestens sechs Frauen starben), ließ sich nach dem Krieg Briefköpfe drucken, auf denen stand:

Prof. Dr. med. C. Clauberg, a. o. Professor für Gynäkologie an der früheren deutschen Universität Königsberg, Direktor des ehemaligen ,Reichsforschungsinstituts für Fortpflanzungsbiologie'... etc. etc...

Mit letzterem Institut war Block 10 im ehemaligen KZ Auschwitz gemeint, jener Ort, an dem Clauberg seine brutalen Menschenversuche vorgenommen hatte. Clauberg starb 1957 in der Untersuchungshaft, nachdem 1956 Anklage gegen ihn erhoben worden war. Die Frankfurter Rundschau schrieb damals:

„Es war der Staatsanwaltschaft reichlich schwergefallen, Sachverständige zu finden, die gewillt waren, ihr Gutachten in unmißverständlicher Weise abzugeben..." (13. 8. 1957)

Angesichts dieser schrecklichen Tatsachen soll, als Kontrast, ein Rundschreiben nicht unerwähnt bleiben, das der Reichsminister des Inneren am 1. 4. 1933 an alle Landesregierungen richtete. Darin heißt es:

---

[2]) Kremer wurde in Polen zum Tode verurteilt, nach Westdeutschland abgeschoben, in Münster verhaftet, 1958 aber aus der Untersuchungshaft entlassen.

„Es wird nicht zu bestreiten sein, daß die Pflege des Tierschutzes in einem Lande einen Gradmesser des gesunden Volksempfindens darstellt, und es wäre dem Ansehen des deutschen Volkes abträglich, wenn in Deutschland dem Tier als Helfer und Freund des Menschen nicht überall eine gerechte Behandlung zuteil wird, und wenn die Klagen über mangelhaften Tierschutz und über Tierquälereien, die vielfach ohne jede Nachprüfung auch in die ausländische Presse übernommen werden, nicht verstummen sollten..."

Nein, als Volk von Tierquälern sollten die Deutschen nicht in die Geschichte eingehen!

Jahresbericht 173

über die Durchführung des Gesetzes zur Verhütung erbkranken Nachwuchses

Berichtszeit vom 1. Januar bis 31. Dezember 1937.

Gesundheitsamt: **Duisburg**   Einwohnerzahl: 437 378
Höherer Verwaltungsbezirk: **Düsseldorf**   Land: **Preußen**

Anzeigenerstattung [1]

1. In die Berichtszeit aus dem Vorjahr übernommene noch nicht erledigte Anzeigen	867
2. Im Berichtsjahr (gem. Art. 3 Abs. 4 der 1. VO. zur Ausf. des Ges. z. B. e. N.) neu erstattete Anzeigen [3] insgesamt	674
und zwar von beamteten Ärzten [3]	389
nichtbeamteten Ärzten	253
Anstaltsleitern und Anstaltsärzten	25
sonst. anzeigepflichtigen Personen	7
3. Im Berichtsjahr abschließend bearbeitete Anzeigen insgesamt	513
davon nicht weitergegeben wegen unbegründeter Anzeige	183
zu hohen Alters	14
Fortpflanzungsunfähigkeit	3
Alters unter 10 Jahren	–
sonstiger Gründe	2
4. Endbestand der noch nicht abschließend bearbeiteten Anzeigen	924

Antragstellung [4]

5. Im Berichtsjahr gestellte Anträge insgesamt	311
und zwar von Amtsärzten (ohne Zusatzanträge)	281
Anstaltsleitern (ohne Zusatzanträge)	1
Erbkranken selbst	27
gesetzlichen Vertretern	2

6. Die unter Ziffer 5 gezählten Anträge [4] wurden gestellt wegen	Männer	Frauen
angeborenen Schwachsinns	70	112
Schizophrenie	10	14
man.-depressiven Irreseins	–	2
erblicher Fallsucht	35	25
erblichen Beitstanzes	1	–
erblicher Blindheit	6	4
erblicher Taubheit	4	6
schw. erbl. körperl. Mißbildung	7	4
schweren Alkoholismus	11	–

Durchführung

	Männer	Frauen
7. Im Berichtsjahr wurden auf Grund von Beschlüssen der Erbgesundheitsgerichte Unfruchtbarmachungen durch chirurgischen Eingriff und durch Strahlenbehandlung (§ 11 des Ges. z. B. e. N.) durchgeführt insgesamt	113	159
und zwar wegen § 1 Abs. 2 3. 1 (angeb. Schwachsinns)	84	130
§ 1 Abs. 2 3. 2 (Schizophrenie)	6	9
§ 1 Abs. 2 3. 3 (man.-depress. Irreseins)	–	1
§ 1 Abs. 2 3. 4 (erblicher Fallsucht)	17	14
§ 1 Abs. 2 3. 5 (erblicher Beitstanzes)	–	–
§ 1 Abs. 2 3. 6 (erblicher Blindheit)	2	1
§ 1 Abs. 2 3. 7 (erblicher Taubheit)	–	3
§ 1 Abs. 2 3. 8 (schro.erbl.körp. Mißbdg.)	–	1
§ 1 Abs. 3 (schweren Alkoholismus)	4	–

8. Die Durchführung der Unfruchtbarmachung	Männer	Frauen
a) wurde angeordnet wegen freiwilliger Aufnahme in eine Anstalt	1	3
Lebensgefahr (ohne kurzfr. Ausseg.)	–	–
bestehender Schwangerschaft	–	3
schon bestehender Unfruchtbarkeit	–	–
b) unterblieb wegen Todesfalls	2	1
Unauffindbarkeit	3	1
sonstiger Gründe	47	65
9. Die Durchführung der Unfruchtbarmachung erforderte Zwangsmaßnahmen in Fällen	55	54
10. Schwangerschaftsunterbrechungen aus erbpflegerischen Gründen (§ 10 a b. Ges. z. B. e. N.)		10

11. Nachweisung der Meldungen gem. Art. 8 der 1. VO. z. Ausf. d. Ges. z. B. e. N.:

a) Eingriffe auf Grund der Ziff. 4 Abs. 1 b. Ges. zur Änderung b. Ges. z. B. e. N. vom 26. 6. 35

	Männer	Frauen
a) Unfruchtbarmachung aus gesundheitlichen Gründen	–	176
β) Entfernung der Keimdrüsen		

b) Eingriffe auf Grund der Ziff. 4 Abs. 2 b. Ges. zur Änderung b. Ges. z. B. e. N. vom 26. 6. 35
Freiwillige Entmannungen

Anmerkungen siehe Rückseite.

Duisburg, den 15. Januar 1938.

(Amtsigl.)

Din 476 A 4

7 Der Zweck und die Mittel

Das Krankenhaus ist dabei,
der Kirche und dem Parlament
als archetypische Einrichtung
der westlichen Kultur zu folgen.

Philip Rieff

Medizinische Behandlung — und mithin auch medizinische Verbrechen — setzen medizinische Profession voraus; damit werfen sie die Frage nach der Geschichte dieser Professionalisierung auf. „Bevor die Krankheit primär als organische oder Verhaltensabnormität aufgefaßt wurde, konnte der Patient hoffen, im Auge seines Arztes einen Widerschein seiner eigenen Qual und die Anerkennung der Einmaligkeit seines Leidens zu entdecken. Was er heute findet, ist der unbeteiligte Blick eines mit Input-Output-Berechnungen befaßten Buchhalters. Seine Krankheit wird ihm abgenommen und zum Rohmaterial für einen institutionellen Betrieb gemacht." (*Ivan Illich*)
Was ist dann noch „Behandlung" — und was ist schon Verbrechen? Was eigentlich darf ein Arzt einem Patienten alles antun? Wie weit ist der „therapeutische Rahmen", welche Untaten vermag er noch zu fassen? So viele Berichte — so viele Fragen!
Medizinische Verbrechen sind keine Spezialität des Nationalsozialismus. 1973 wurde in Tuskegee im U.S.-Bundesstaat Alabama aufgedeckt, daß amerikanische Ärzte dort syphiliskranke Schwarze absichtsvoll *nicht* behandelten, damit der natürliche Verlauf der Krankheit studiert werden konnte.
Als ich 1972 die chirurgische Hauptvorlesung hörte, erwähnte der Vortragende U.S.-amerikanische Studien an Frauen mit Mamma-Carcinom, bei der einer Gruppe von Frauen jegliche Therapie verweigert wurde, „um einen Null-Wert für die Statistik zu

haben". Der Professor, der diese Vorlesung hielt, verwies sogar darauf, daß solche Studien „eigentlich schon an den Grenzen ärztlicher Ethik" angesiedelt seien. Das Schlimmste: Das Auditorium — mich eingeschlossen — nahm die ungeheuerliche Mitteilung stumm zur Kenntnis.

Rund zehn Jahre zuvor, nämlich 1963, erfuhr die erstaunte und erzürnte Öffentlichkeit, daß die Ärzte des Jewish Chronic Disease Hospital zu Brooklyn senilen Patienten ohne deren Wissen und Einverständnis Leber-Krebszellen injiziert hatten.

Der österreichische Professor *Gerhart Harrer*, heute Chef einer psychiatrischen Klinik, früher Mitglied der NSDAP (Nr. 8 121 857) und der SS (Nr. 303 067), hielt auf einem Symposium am 21. März 1969 in Salzburg einen Vortrag über das Medikament Jatrosom, in dem es hieß:

> „Eine andere Patientin, die mit Isocarboxazid vorbehandelt wurde, erhielt 18 Stunden nach der letzten Isocarboxazid-Medikation 25 mg Imipramin per os. Da diese Dosis ohne Nebenerscheinungen vertragen wurde, bekam sie ungefähr 4 Stunden später noch weitere 50 mg Imipramin per os. Schon etwa 10 Minuten später kam es zu einer hochgradigen psychomotorischen Unruhe mit Todesangst, Kopfschmerzen, Engegefühl in der Brust, Tremor, gepreßter großer Atmung, Zyanose und Mydriasis. Die Patientin wurde zunehmend komatös, wälzte sich im Bett herum und kam etwa eine Stunde nach Beginn der akuten Erscheinungen ad exitum."

Warum wurde die zweite Dosis Imipramin verabreicht? Nicht aus therapeutischer Notwendigkeit, sondern im Rahmen eines Medikamentenversuches. Der Tod einer Patientin war das — von den Ärzten bewußt riskierte — Ergebnis eines Experimentes, das nur bestätigte, was die Ärzte ohnehin schon wußten:

> „Wir hatten schon bei unserem ersten Patienten eine Unverträglichkeit der beiden Präparate vermutet."

Der Tod einer Patientin hätte also vermieden werden können, wenn die Ärzte sich nicht von ihrem „Forschungsinteresse" hätten leiten lassen! Oder anders herum ausgedrückt: Die Ärzte — hier in diesem Falle Psychiater — kalkulierten in ein Experiment mögliche tödliche Folgen für den Patienten ein!

Es scheint mir wiederum, daß Psychiater zu besonders robusten Vorgehensweisen neigen, was nicht nur aus der Tatsache erklärt werden kann, daß sie es mit besonders wehrlosen Patienten zu tun haben. Bevor ich die hier möglicherweise vorliegenden seelischen Mechanismen diskutiere, möchte ich noch einige Fakten erwähnen. Wie bereits angedeutet, hatten es die Psychiater im ersten Weltkrieg mit vielgestaltigen „Verweigerungsformen" unter den Soldaten zu tun, die sich als psychogene Erkrankungen darstellten — hysterischer Blindheit, Lähmungen, Aphonie und vor allem die vielen Formen des „Kriegszitterns". Im Felde hatten die Psychiater — die in Deutschland, wo das „Irrenwesen" seit jeher sehr stark durch staatliche Reglementierung geprägt ist, ohnehin schon an die Rolle des „Staatsdieners" gewöhnt waren — nun Gelegenheit zu „Schocktherapien" aller Art, bei denen sie sich durch moralische Bedenken, durch Rücksicht auf das Wohl des Patienten nicht einzuschränken brauchten, ging es doch um ein weit höheres Gut, um Sieg oder Niederlage der Nation! Hier konnten die Ärzte, respektive die Psychiater, in einer vierjährigen „Vorprobe" schon üben, wie man „dem Ganzen" dient — im späteren Dritten Reich höchste ärztliche Tugend! Die Psychiatrie im ersten Weltkrieg bildet sozusagen die Ouvertüre für das Trauerspiel der Euthanasie im Dritten Reich.

Die Leitidee der Psychiater im Felde lag in einem simplen Gedanken, dem Patienten seine Krankheit durch „Therapie" so unerträglich zu machen, daß er den Schützengraben dem Lazarett vorzog. Bewährte Therapieformen waren Nahrungsentzug, Ekelkuren, Brechmittel, Scheinoperationen im Ätherrausch, aber auch — bei hysterischer Aphonie — „Einführung eines Kegels in den Kehlkopf" zur Erzeugung von Erstickungsangst und Hervorrufen eines Angstschreies, was, wie ein Chronist notierte, „auf etwas brutale Weise, wenn auch nicht schmerzlos, so doch rasch den Kranken symptomfrei machte".

Lieblingsspielzeug der Psychiater aber stellten die von Siemens im 19. Jahrhundert entwickelten „Elektrisierungs-Apparate" dar;

die Elektrobehandlung betrieb man mit Gleich- oder auch Wechselstrom, worauf es unter den Patienten so viele Todesfälle gab, daß das Kriegsministerium den Ärzten am 22. 12. 1917 per Erlaß diese „Therapieform" verbieten mußte — freiwillig hätten die Psychiater wohl nicht von ihr gelassen. So fand schon nach Ende des Ersten Weltkrieges ein Kriegsverbrecherprozeß gegen einen Arzt statt, und zwar in Österreich.

Der Angeklagte: Prof. Dr. *Julius Wagner-Jauregg*, Leiter der Psychiatrischen Klinik in Wien — Anklagepunkt: die eben erwähnte Elektro„behandlung" kriegsmüder Soldaten, die sogenannte Faradisation, die zur Therapie von Kriegsneurosen besonders bei den in der Donaumonarchie sehr zahlreichen nichtdeutschsprachigen Soldaten in der Wagner-Jaureggschen Universitätsklinik mit größter Brutalität angewendet worden war. Wagner-Jauregg entging der von der österreichischen Rätebewegung angestrebten Verurteilung nicht zuletzt durch eine günstige Aussage *Sigmund Freuds*, der allerdings auch den berühmten, bereits erwähnten Satz prägte, die Kriegspsychiatrie habe die Rolle von „Maschinengewehren hinter der Front" übernommen.

Prof. *Julius Wagner-Jauregg* ist der einzige Nobelpreisträger, den die Psychiatrie vorzuweisen hat — er erhielt ihn für die Malaria-Therapie der progressiven Paralyse. Die progressive Paralyse hat den Psychiater des 19. und 20. Jahrhunderts stets als Modell-Geisteskrankheit gedient, an der sie ihre — bis heute unbewiesene — Hypothese vom somatischen Ursprung der Psychose exemplifizierten. Die Malaria-Therapie der Lues diente denn auch als Denkansatz und Muster für die verschiedenen Schocktherapien der dreißiger Jahre: zunächst Cardiazol und Insulin-Schock, später — in Neuauflage der Kriegserfahrungen — der Elektroschock. Letzterer wurde im Italien Mussolinis 1938 von dem Psychiater *Cerletti* „erfunden" — die Idee zu diesem Verfahren entstand, wie Cerletti freimütig zugibt, bei der Beobachtung der Betäubung der Schweine im Schlachthof! Bezeichnend auch, wie Cerletti zu seinem ersten „Experimentierobjekt" kam: Es handelte sich um einen Landstreicher, der von der Polizei am Bahnhof aufgegriffen worden war! Cerletti schilderte den „historischen Versuch" so:

„Dieser Mann wurde für das erste Experiment von elektrisch ausgelösten Krämpfen beim Menschen ausgewählt. Zwei große Elektroden wurden jeweils an den Schläfen des Mannes befestigt, und ich beschloß, vorsichtig mit einer niedrigen Stromstärke von 80 Volt bei 0,2 Sekunden Dauer zu beginnen. Unmittelbar nach dem Stromstoß reagierte der Patient mit einem Zucken, und seine Muskeln wurden steif. Dann fiel er, ohne das Bewußtsein zu verlieren, aufs Bett. Plötzlich fing er an, lauthals mit eigenartig hoher Stimme zu singen. Doch kurz darauf beruhigte er sich wieder.

Wir, die wir das Experiment durchführten, standen verständlicherweise unter großem emotionalem Streß. Wir wußten, daß wir bereits ein ganz beträchtliches Risiko eingegangen waren. Dennoch war allen klar, daß die benutzte Stromstärke zu gering gewesen war. Jemand schlug vor, dem Patienten etwas Ruhe zu gönnen und das Experiment am nächsten Tag zu wiederholen. Da sagte der Patient, der uns offenbar zugehört hatte, plötzlich mit klarer, feierlicher Stimme — ohne das ihm sonst eigene Kauderwelsch: ‚Nicht noch einen. Es ist tödlich'.

Durch diesen, geradezu im Befehlston vorgebrachten Vorwurf geriet meine Entschlossenheit, das Experiment fortzusetzen, fast ins Wanken. Doch aus Angst, ich könnte dieser Regung nachgeben, entschied ich mich, weiterzumachen. Die Elektroden wurden noch einmal, diesmal mit einer Stromstärke von 110 Volt für 0,2 Sekunden angebracht".

Cerlettis Darlegungen erinnern in ihrer Gefühlskälte stark an Tagebuch und Aussage des SS-Mannes (und Zeitgenossen) Kremer. Bedrückend ist die Selbstbezogenheit, die Fixierung auf sich selbst und das eigene Forschungsvorhaben, *das imperialistische Tun*, für das der Andere zum notwendigen Objekt wird, das zu leiden hat, wenn es das Experiment befiehlt: „Wir... standen verständlicherweise unter großem emotionalen Streß" — und der Patient? „Wir wußten, daß wir bereits ein ganz beträchtliches Risiko eingegangen waren" schreibt der Psychiater über sich selbst. Und sein Opfer?

In der Tat: „der Zweck heiligt die Mittel" — so lautet die Grundmaxime des imperialistischen Handelns gegenüber Mitmenschen und Natur. Aber, wie schon *Albert Camus* fragte: wer heiligt den Zweck?

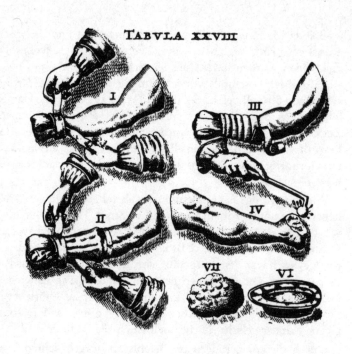

8 Arzt und Herrscher

Gott ist der Herr —
der Arzt bin ich

Schild in einer süddeutschen Arztpraxis

Auf die Kaiserin *Maria Theresia* folgte 1780 ihr Sohn *Joseph II*,
als Herrscher der Donaumonarchie. Er, der bereits mit 23 Jahren
eine aufklärerische Schrift mit dem Titel „Träumereien" verfaßte
hatte (*Bernt Engelmann* nennt ihn: „ein Radikaler als Kaiser"), ist
als ein Regent bekannt geworden, der menschenfreundliche Refor-
men „von oben" mit drakonischen Mitteln durchzusetzen versuchte und dabei auf der ganzen Linie scheiterte — ein tragisches
Beispiel für verordnete, den widerstrebenden, verunsicherten Un-
tertanen aufgezwungene Neuerungen, die, obschon aus den ehr-
barsten Motiven geboren, sich als völlige Fehlschläge erwiesen.
Joseph II. hatte das alte Motto „suaviter in modo, fortiter in re" in
sein Gegenteil verkehrt: Menschenfreundlich in den Zielen, auto-
ritär und repressiv in den Mitteln. Wie so viele „Erziehungsdikta-
toren" erreichte er das genaue Gegenteil dessen, was er ins Auge
gefaßt hatte.

„*Suaviter in re, fortiter in modo*" —oder, frei übersetzt: der
ehrwürdige Zweck heiligt unmenschliche Mittel; das scheint auch
der Wahlspruch vieler Ärzte, speziell vieler Psychiater zu sein. Beginnen wir mit jenem Mann, den die Medizinhistoriker so gerne
an den Anbeginn der deutschen Psychiatrie, an ihre wissenschaftliche Anfangsgründe stellen: *Johann Christian Reil*, der 1803 seine
„Rhapsodien über die Anwendung der psychischen Curmethode
auf Geisteszerrüttungen" veröffentlichte.

Reil, 1759 als Sohn eines ostfriesischen Pfarrers geboren, besaß
— dies sei am Rande vermerkt — kaum Erfahrungen im tatsächli-
chem Umgang mit „geistig Zerrütteten"; seit 1788 arbeitete er als

Ordinarius für Medizin in Halle; 1813 — im selben Jahr, als er an Typhus starb — übertrugen ihm die Behörden die Reform der preußischen Militärhygiene. Reil, Schreibtischtheoretiker par excellence, fühlte sich aber dennoch bemüßigt, seine eben erwähnte, aufgrund mangelnder Eigenerfahrung natürlich höchst spekulative Studie über den Umgang mit den „armen Irren" zu publizieren, die sich in der Tat trefflich unter einem Leitspruch zusammenfassen läßt: Der Zweck heiligt die Mittel!

Worin bestand der Zweck der „psychischen Curmethode"? Reil, der in der geistigen Zerrüttung die Auswirkung einer Körperkrankheit sah, die aber nur durch psychische Beeinflussung zu bessern sei (eben durch seine Curmethode), wollte die Kranken so „von der untersten Stufe der Sinnlosigkeit" emporheben. Die dazu benutzte Methode nannte er „Gängeln"! „So gängeln wir den Kranken von der untersten Stufe der Sinnlosigkeit durch eine Kette von Seelenreizen aufwärts zum vollen Vernunftgebrauch" (Reil). Diesem ehrbaren Ziel, den Kranken wieder zum vernünftigen Menschen „emporzugängeln" — aufwärts, dem Fortschritt, der „Sonne der Vernunft" entgegen —, diente als Mittel zum Zweck einer ganzen Kollektion ausgesuchter Brutalitäten, die sich „als Kette von Seelenreizen" verkauften: Nahrungsentzug, Durst, Kälte, aber auch Brechmittel, glühendes Eisen, heißer Siegellack, Peitschen mit Brennesseln sind Teile dieses von Reil merkwürdig liebevoll ausgemalten Arsenals, zu dem, als deutliches Symptom für den Sadismus des Erfinders, auch das aus lebenden Katzen zusammengefügte „Klavier" gehört. Im Original liest sich das Repertoire des zielstrebigen „Gängelns " so:

„Man ziehe den Kranken mit einem Flaschenzug an ein hohes Gewölbe, auf daß er wie Absalom zwischen Himmel und Erde schwebt, löse Kanonen neben ihm, nahe sich ihm unter schreckenden Anstalten mit glühenden Eisen, stürze ihn in reißende Ströme, gebe ihn scheinbar wilden Tieren preis..." (Reil). Es mutet schon eigentümlich an, wie phantasie-, ja kunstvoll die Ausstattung dieses Schreckenkabinetts ersonnen ist.

„Qualis artifex pereo", stöhnte der sterbende Kaiser Nero: „welch merkwürdiger Künstler stirbt in mir". Auch hier gleicht der Despot, der jetzt allerdings als Psychiater auftritt, einem Künstler: einem Theaterregisseur, der ein Stück arrangiert, in dem jede Schurkerei erlaubt ist, weil das ganze ja „einer guten Sache dient" — ein Zweck, mit dem sich der eigene Machtzuwachs und Lustgewinn noch als fortschrittlich drapieren läßt. So entsteht eine groteske, „aus Eigenem und Fremdem kompilierte Sammlung psychischer Zwangsmaßnahmen gegen die sich entfremdenden und an die Dinge zerstreuenden Irren, die in den späteren Anstalten durchaus — soweit überhaupt möglich — erprobt wurde..." (*Klaus Dörner*). Zu dieser Erprobung trugen ganze Generationen von Anstaltspsychiatern im Anschluß an Johann Christian Reil wacker bei.

Etwas später als Reil versuchte zum Beispiel der Arzt *Ernst Horn* — im Gegensatz zu Reil ein Mann der Praxis —, den Irren mit drakonischen Mitteln die Vernunft anzugängeln oder aufzudressieren. Horn arbeitete als Professor für praktische Medizin ab 1806 an der Berliner Charité, wo die Behörden seit dem Brand im Jahre 1798, der das alte Irrenquartier zerstört hatte, die Geisteskranken verwahren ließen. Daß die „geistig Zerrütteten" jetzt ärztlicher Behandlung unterzogen wurden, war durchaus eine Neuerung jener Epoche. Ernst Horn (1775-1848) ging mit Feuereifer an die neue Aufgabe, wobei er begeistert die Prinzipien der Reilschen Curmethode in die Tat umzusetzen versuchte.

Was Horn — der auch die ersten psychiatrischen Vorlesungen in Deutschland hielt — in der Charité an praktischen Behandlungsmaßnahmen verwirklichte, bedeutet die Umsetzung der Reilschen Curmethode nebst all ihren Brutalitäten in echt preußisch-militärischer Gründlichkeit und Härte. Wassergüsse oder Wasserspritzen, Eispackungen und natürlich die von Horn technisch verbesserte „Drehmaschine" gehörten, neben Exerzieren und „Arbeitstheorie" (wobei die Irren Gräben ausheben und dann wieder zuschütten mußten — so wollte es die „Vernunft" ihres Arztes), zu diesem fein ausgeklügelten Reglement; *Klaus Dörner* verweist völlig zu Recht auf die Analogie zum mittelalterlichen Hexenrichter, der — auch hier heiligt der Zweck die Mittel — den Körper foltert, um die Seele zu retten. Ich komme hierauf später zurück.

75

Horns ungezügelter „Gängeldrang" wurde schließlich selbst der preußischen Obrigkeit zuviel; als ein Kranker in einer von Horns „Neuerungen", dem sogenannten „Hornschen Sack" (einem Sack, in dem man Tobende bis an die Füße einschnürte), zu Tode kam, wurde der Irrenarzt wegen fahrlässiger Tötung vor Gericht gestellt; seinen Dienst an der Charité mußte er quittieren.

Auch hier ist *Dörner* zuzustimmen, wenn er auf das aufmerksam macht, „was als die Paradoxie der deutschen Psychiatrie-Entstehung empfunden wird: die Diskrepanz zwischen dem sittlichen Idealismus des Anspruchs und der Brutalität der Mittel, mit denen er realisiert werden soll". Der Brückenschlag zum Faschismus bietet sich an:

„Ungeachtet des fraglichen Rechts, Elemente des Nationalsozialismus aus dem Preußentum abzuleiten, kommt man um den Hinweis nicht herum, daß der ‚therapeutische Idealismus', von dem hier die Rede ist, bei der Mehrzahl gerade derjenigen Psychiater persönlich nachweisbar ist, die die Lebensvernichtung von Geisteskranken und anderen ‚Unvernünftigen' im Dritten Reich verantwortlich leiteten. Diese ‚Haltung' ist darüber hinaus weit eher beweisbar als der bisher mit Vorliebe angeschuldigte verobjektivierende Geist der Naturwissenschaft, eine Anschuldigung, die — so ist man versucht zu sagen — selber einem typischen deutschen anti-naturwissenschaftlichen Ressentiment entspringt. Hier ging es freilich buchstäblich um ‚Heilung um jeden Preis', d. h. um die Bejahung des Tötens, wenn andere Mittel sich als unwirksam erweisen. Zugrunde lag zudem das Postulat der Machbarkeit der idealen, perfekten Gesundheit — wenn schon nicht des Individuums, dann doch des ‚Volkskörpers'..." (*Dörner*)

Trotz allem steht die wesentlichste Frage nach wie vor ungelöst im Raume: Warum sind Ärzte — hier: Psychiater — dazu bereit, vermeintlich menschenfreundliche Zwecke mit so unmenschlichen Mitteln zu verfolgen? Warum finden sie sich bereit, ihre Ziele zu verfolgen, „koste es, was es wolle"?

Ich möchte mich dieser Frage zunächst wieder mittels der biographischen Methode nähern. Als Beispiel sei der schon mehrmals erwähnte Psychiater *Alfred Hoche* zitiert. Er veröffentlichte 1935 Erinnerungen unter dem Titel „Jahresringe". Viel über seine Jugend ist darin nicht zu lesen, immerhin folgendes bezeichnendes Detail:

„Aus härterem Holz war meine Mutter geschnitzt... Wir Kinder empfanden ihre Art manchmal als erkältenden Reif, der auf die Blüten unserer Phantasie und unserer Wünsche fiel..." (*Hoche*).

Phantasie und Wünsche wurden durch Kälte abgetötet! Später, als junger Assistent in der Anatomie nahm Hoche an gerade eben hingerichteten Strafgefangenen elektrische Versuche vor — zunächst sogar illegal: „Mein Apparat stand, da ich keine Genehmigung dazu hatte, unter Zeitungen verborgen; nur die Leitungsschnüre waren sichtbar". Schon bald gelang es Hoche, „durch gern gewährte Genehmigung des Staatsanwaltes", die Leichen der Hingerichteten schon 2 Minuten nach dem Sturz des Fallbeiles auf seinem Experimentiertisch zu untersuchen.

Später wandte sich Hoche, standes- und staatsbewußt, gegen die Bismarcksche Sozialgesetzgebung, das Zuckerbrot neben der Peitsche der Sozialistengesetze. Speziell die Unfallversicherung der Arbeiter war ihm ein Dorn im Auge, da sie die „Volksepidemie der traumatischen Neurosen" (*Hoche*) nach sich ziehe, und er verurteilte scharf „die soziale Strömung in der Arbeiterschaft, die Rechte fordert, ohne Pflichten in gleichem Maße anzuerkennen, das grundsätzliche Mißtrauen gegen alles, was Besitz hat..." (*Hoche*). Der Krieg begeisterte Hoche, er erlebte „das ganze Volk umgewandelt in einen einheitlichen geschlossenen Organismus höherer Ordnung". Allerdings endete der Krieg in einer politischen und persönlichen Katastrophe; auch Hoches Sohn fiel.

Der Eindruck des ersten Weltkrieges und der Schock der unvollendeten Revolution, aus der die Weimarer Republik geboren wurde, bildeten die treibenden Motive, die Hoches Parteinahme für die Lebensvernichtung in den zwanziger Jahren verständlich machen. *Jaspers* nennt „nationalen und professoralen Hochmut" als Wirkmomente dieser Entwicklung, mir hingegen erscheinen diese eher als Begleiterscheinungen denn als Ursachen. Diese müssen tiefer liegen. Emotionales Erfrieren in der Kindheit, in der Folge das Bewußtsein, einer Elite anzugehören, scheinen mir wichtigere Vorbedingungen für die Hinwendung zu einer potentiell lebensvernichtenden Haltung zu sein. So kann ein Weltbild entstehen — über das „Wie" wird noch viel zu sagen sein —, in dem *Ordnung* als *Zweck* und *Gewalt* als *Mittel* die tragenden Pfeiler bilden — ganz wie bei Hoche, den der erste Weltkrieg ja nicht in Depressionen stürzte, sondern ihm vielmehr Entrückungserlebnisse solcher Intensität bescherte, daß er kaum noch Worte fand, seine Begeisterung über diesen neuen Organismus „höherer Ordnung" auszudrücken. Kein Wunder, daß die Niederlage des Reiches und der Zusammenbruch der Monarchie ihm auch eine seelische Katastrophe bedeuten mußten. Aber wo war der ideologische Pfad, der aus dieser Talsohle ans Licht führte?

Der Sozialdarwinismus konnte sich jetzt — in einer Krisensituation, die den alten Eliten und Oligarchien politisch und ökonomisch den Boden zu entziehen drohte — mit vervielfachtem Nachdruck als „Heilungsversuch im Großen" darbieten, der auch Linderung des persönlichen Leidens versprach. Die ideologische Verheißung der „Volksgemeinschaft", die sich dadurch verwirklichen läßt, daß man die Untüchtigen ausmerzt (und von der Hoche ja schon im „Stahlbad" des Krieges geschwärmt hatte), fiel auf den fruchtbaren Boden emotionaler Unterkühlung und elitären Selbstbewußtseins und bot so den idealen Ausweg aus der persönlichen Sackgasse, indem sie für den mit geradezu missionarischem Drang übernommenen „ärztlichen Auftrag", jetzt den ganzen Volkskörper einer reinigenden Kur zu unterziehen, neue, ungeahnte Energien freisetzt.

Dieser ärztliche Missionsdrang wird — euphemistisch — auch als „therapeutischer Idealismus" bezeichnet. Daß dahinter sehr oft ein „Helfer-Syndrom" versteckt ist, hat *Wolfgang Schmidbauer* in mehreren bekannten Büchern, und zwar zunächst 1977 in „Die hilflosen Helfer", ausführlich beschrieben. Es ist hier nicht möglich, die Ergebnisse von Schmidbauers Untersuchungen im Detail zu reproduzieren — sie sind ohnehin sehr bekannt geworden —; der Verweis darauf mag genügen, daß Schmidbauer hinter der hier zur Debatte stehenden Form von therapeutischem Idealismus eine „bis zur Selbstschädigung gesteigerte Tätigkeit, hinter der ein unersättliches Bedürfnis nach Anerkennung steht" nachweisen konnte. Eine Befriedigung des Helfer-Syndroms bzw. eine Erfüllung der in ihm verkappten Anerkennungswünsche und Größenphantasien wird dann besonders schwer fallen, wenn reale Erfolgserlebnisse dünn gesät sind — d. h. vor allem bei chronisch oder gar unheilbar Kranken. Auf einer oberflächlichen Ebene ist der Helfer rastlos tätig, ist er „stets nur für seine Patienten da"; auf einem tieferen, verborgeneren seelischen Niveau traut er sich und seinen Möglichkeiten jedoch ganz und gar nicht über den Weg: „der Ehrgeiz zu helfen dient oft dazu, ein unbewußtes Mißtrauen auszugleichen, ob Hilfe überhaupt möglich sei" (*Schmidbauer*).

Der nach außen hin von so rastlosem, missionarischem Tätigkeitsdrang erfüllte, im Inneren jedoch von Selbstzweifeln und Minderwertigkeitsgefühlen zerrissene „hilflose Helfer" ist ja „von tiefem Zweifel über die Möglichkeit erfüllt, daß sich Menschen überhaupt gegenseitig akzeptieren und in ihren Beziehungen befriedigen können. Er hat in seiner Kindheit die Identifizierung mit einem Über-Ich wählen müssen, das nur seine Selbstverleugnung bestätigte. Wie er sich selbst durch diese Identifizierung gegen Gefühle der Wut und Verlassenheit innerlich abstützt, so glaubt er, auch andere — seine Klienten — ständig stützen zu müssen. Dadurch bekämpft er die eigenen Gefühle in einer äußeren Situation und erleichtert sich auf diese Weise ihre Kontrolle" (*Schmidbauer*).

Der Helferdrang, die therapeutische Mission, die ärztliche Berufung — hinter ihnen kann sich also sehr häufig die Tragödie des abgelehnten Kindes verbergen; hinter der Sehnsucht nach Erfolg durch Helfen und Heilen versteckt sich eine „tiefe narzißtische Kränkung, die ein großes, wegen seiner Verdrängung unersättlich wirkendes narzißtisches Bedürfnis entstehen ließ" (*Schmidbauer*). Der gestörte kindliche Narzißmus mündet in den Versuch einer „Lebensbalance" durch therapeutisches Agieren — wobei ja gerade in der Rolle des Arztes die soziale Anerkennung diesem Bemühen nur selten versagt bleibt. Der Therapeut „bewältigt die aus seiner Kindheit stammenden Mängel seines Selbstgefühls durch die Identifizierung mit dem Über-Ich. Durch diese Entwicklung seines Charakters wird nicht nur sein persönliches Leben beeinträchtigt, die Gegenseitigkeit seiner intimen Beziehungen gefährdet und endlich auch seine Leistung als Helfer bedroht. Auch sein gesellschaftliches Verhalten gewinnt bestimmte Eigenarten" (*Schmidbauer*).

Es liegt nahe, daß bei einer solchen innerseelischen Dynamik der Gedanke, als „Helfer im Großen", als „Therapeut des ganzen Volkes" aufzutreten, besonders verführerisch wirken muß. Vielleicht läßt sich von diesem Gesichtspunkt aus die besondere Anfälligkeit der Ärzte für die nationalsozialistische Ideologie erklären, die ja statistisch verbürgt ist — so waren Ärzte siebenmal häufiger als der Durchschnitt der männlichen Erwerbsbevölkerung Mitglieder der SS! Hier muß mehr verborgen liegen als „gewöhnlicher" Konservativismus!

Noch sind viele Fragen offen. Es mag aber wichtig sein, hier innezuhalten und festzustellen, daß eine seelische Verfassung, die — pointiert mit dem Schlagwort „Helfer-Syndrom" bezeichnet — zu einer aus narzißtischer Kränkung entspringenden therapeutischen Größenphantasie führt, einen günstigen Nährboden für Ideologien darstellen muß, die vorgeben, in quasi biologischer Manier den ganzen Volkskörper kurieren zu wollen.

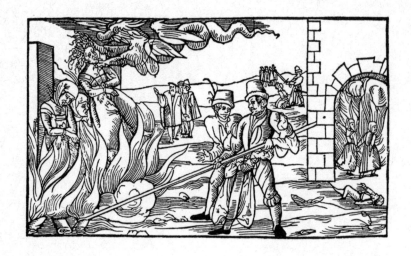

9   Wenn Helfer aus dem Gleichgewicht geraten

> Die Umwelt spricht rücksichtsvoll von einem Nerven-
> zusammenbruch, wenn ein Lehrer, der bisher durch
> seine Freundlichkeit gegen Schüler und Kollegen, sei-
> ne Unfähigkeit, etwas abzuschlagen, sich einer mit
> Mitleid gemischten Beliebtheit erfreute, nach einer
> scheinbar geringfügigen Kränkung wild um sich
> schlägt, einem Schüler das Nasenbein bricht und end-
> lich mit einem Weinkrampf in eine nahe Arztpraxis
> gebracht wird. Ich habe das selbst als Schüler mit hilf-
> losem Schrecken miterlebt.
>
> *Wolfgang Schmidbauer*

Der plötzlich um sich schlagende Passauer Lehrer und der Essener Herzchirurg, der einen Patienten zu töten versucht, zeigen eine
gemeinsame Verhaltensweise: den akuten Zusammenbruch des
Helfer-Syndroms. Das Ergebnis sind Taten, die von der Umwelt
als kriminell eingeschätzt werden und deshalb um so krasser mit
der Helferrolle disharmonieren. Das Helfersyndrom ist ja ein Mechanismus, mit dem ein in früher Kindheit schwer verletzter
Mensch sich Befriedigung zu verschaffen sucht — ein Versuch,
seelisch im Gleichgewicht zu bleiben. Man hat diese Mechanismen
Abwehrvorgänge genannt, doch der von *Karl Menninger* vorge-
schlagene Terminus „Lebensbalance" gefällt mir weit besser — er
ist wertneutral, hebt den positiven Aspekt des Vorganges hervor.
Es handelt sich offenkundig um einen Regelmechanismus.

Der Versuch, die Balance zu halten, gelingt freilich nicht immer.
Ein akuter Balanceverlust, eine plötzliche Dekompensation, kann
sich in einem „Nervenzusammenbruch" äußern, in einem Selbst-
mordversuch, im Abgleiten in die Sucht (beides bei Ärzten weit
häufiger als in der Durchschnittsbevölkerung und obendrein bei

Psychiatern besonders häufig!), aber auch in psychosomatischen Erkrankungen oder in sozial abweichendem Verhalten. Daneben gibt es aber auch chronische Dekompensationen des hilflosen Helfens.

„Es wäre auch möglich, sozialgeschichtliche Beispiele der Dekompensation des Helfens anzuführen, z. B. die sadistischen Techniken der ‚heiligen Inquisition', in der einer Religion der Nächstenliebe und des Gottvertrauens verpflichtete Geistliche ihre ‚Klienten' mit allen Mitteln der Folter zu deren Besten quälten, oder die nicht weniger sadistischen Praktiken der Medizin im Mittelalter und in der Neuzeit, in denen Ärzte z. B. das Ausschneiden der Klitoris als ‚Hilfe' gegen Masturbation empfahlen" (*W. Schmidbauer*).

Damit ist die Brücke geschlagen: Die sich in der Weimarer Republik deutlich abzeichnende Parteinahme vieler Ärzte für die Vernichtung „unwerten Lebens", wie sie unter dem Hitlerfaschismus dann grausige Wirklichkeit wurde, scheint mir eine derartige chronische Entgleisung des Helferdrangs darzustellen — eigentlich keine Dekompensation, sondern vielmehr der Versuch, die Balance auf einem höheren Niveau wieder zu erlangen. Der gescheiterte Helfer rettet sich selbst und sein Selbstwertgefühl, indem er jetzt „in größerem Maßstab" weiterhilft — nicht mehr dem einzelnen Kranken, sondern dem ganzen Volk, jenem „Organismus höherer Ordnung", dessen biologisch-organische Gesetzmäßigkeiten die nationalsozialistische Propaganda immer wieder betonte. Er wird „Arzt des Volkskörpers"!

Man muß dabei berücksichtigen, daß die Psychiatrie überall, ganz besonders aber in Deutschland, d. h. in den Zwergstaaten der sattsam bekannten deutschen Kleinstaaterei und dann ab 1871 im neugegründeten Kaiserreich preußischer Prägung, eine „verspätete" medizinische Wissenschaft gewesen ist. Erst mit Beginn des 19. Jahrhunderts begannen die Ärzte, sich den „armen Irren" zuzuwenden, erst allmählich setzten sie die Gründung ärztlich geleiteter „Heil- und Pflegeanstalten" durch, und noch in der zweiten Hälfte des vorigen Jahrhunderts hatten die Irrenärzte hart und zäh um die Einrichtung psychiatrischer Lehrstühle an den Universitätskliniken und um die Anerkennung der Psychiatrie als Prüfungsfach beim medizinischen Staatsexamen zu kämpfen. Erst zu Beginn dieses Jahrhunderts durften sie sich als Fachärzte niederlassen. Das Minderwertigkeitsgefühl gegenüber der „klassischen", etablierten, naturwissenschaftlich ausgerichteten Medizin führte zum Drang, mit dieser gleichzuziehen, ja diese an naturwissenschaftlicher Exaktheit und Akribie noch zu übertrumpfen. Das von dem Tübinger Psychiater *Wilhelm Griesinger* — der übrigens alles andere war als ein Reaktionär — formulierte Motto „Geisteskrankheiten sind Gehirnkrankheiten" wurde zum Credo der gesamten Disziplin, das bis heute bereitwillig nachgebetet wird, auch wenn sich stützende Forschungsergebnisse nach wie vor merkwürdigerweise kaum finden lassen.

Der Glaube, mit der Hirnpathologie die exakte Grundlage für die Wissenschaft von den „Abnormitäten" des Seelenlebens endlich entdeckt zu haben, beflügelte den „therapeutischen Optimismus" gegen Ende des letzten Jahrhunderts gewaltig. Doch erstaunlich — der „große Durchbruch" wollte offenbar nicht gelingen; man eröffnete zwar beständig neue Anstalten, doch auch diese waren im Nu wieder überfüllt. Die Irrenärzte — überwiegend von konservativer politischer Grundeinstellung und nur in sehr geringem Maße dazu bereit, die sozialen, ökonomischen und politischen Ausgangsbedingungen des eigenen Tuns zu reflektieren — mußten sich fühlen, als kämpften sie gegen eine Hydra: für jeden abgeschlagenen Kopf wachsen sofort zehn neue nach! Das gewalttätige Bild vom Kampf mit dem Ungeheuer paßt gut zu der Stimmung jener Jahre (ich habe sie in meinem Buch „Von der Eugenik zur Euthanasie" genauer untersucht und will jetzt nicht ausführlicher darauf eingehen). Es kann kein Zufall sein, daß angesichts ständiger Insuffizienzerlebnisse beim Versuch, die gehirnkranken Irren zu heilen, immer drastischere Therapieverfahren ersonnen wurden, jetzt freilich mit „organmedizinischer" Begründung, während die „Gängelprozeduren" eines *Reil* und *Horn* ja noch eher obrigkeitlich-polizeilich orientiert gewesen sind.

Einen Ausweg versprach die bereits erwähnte Malariabehandlung der progressiven Paralyse, deren Wesen — Spätfolge der Infektionskrankheit Lues — durch die Entdeckung der Spirochäte schon zuvor im Grundsatz enträtselt worden war. Durch eine künstlich gesetzte Infektion, also durch ein keineswegs harmloses Heilmittel, konnte jene eindeutig körperlich begründete Geisteskrankheit gebessert werden. Das Paradigma war endlich gefunden, an dem sich naturwissenschaftlich exakt und völlig objektiv demonstrieren ließ, daß ein edler Zweck auch gefährliche Mittel heiligt. Das eine Übel vertreibt das andere!

Nun waren die Psychiater kaum noch zu halten. Eine Schocktherapie nach der anderen wurde entwickelt, um die Ver-rückten wieder in ein geordnetes Leben zu pressen. Wie es dabei zuging, habe ich schon skizziert. Und doch ließ sich, auch mit solch äußersten Mitteln, das „psychische Elend" nicht vermindern, das „große Heer Entarteter" nicht verringern. Die Weimarer Zeit mußte zwangsläufig das Selbstgefühl konservativer, deutsch-national eingestellter Irrenärzte aufs Schärfste bedrohen — in der Klinik und draußen.

Der Stein der Weisen, das „missing link", das psychiatrische Theorie und persönliches Selbstbild vor dem völligen Zusammenbruch bewahrte, lag jedoch schon bereit: in jener sozialdarwinistischen Theorie vom Kampf aller gegen alle, vom Überleben des Stärksten und von der positiven Wirkung natürlicher Auslese, die auch die nationalsozialistische Ideologie so entscheidend geprägt hat.

Für die Psychiater ergab sich so die Möglichkeit, das von der Wirklichkeit düpierte Helfer-Ideal aufrechtzuerhalten, die Berufsrolle wahren zu können, zugleich destruktiv-sadistische Triebdurchbrüche in eine neudefinierte Rolle als „Super-Helfer", als „Global-Arzt" hinüberzuretten — etwa in jener Manier, die *Heinrich Heine* so geistreich karikierte, als er den Arzt *Guillotin*, den Erfinder des Fallbeils (Guillotine), einen „Welt-Orthopäden" nannte.

Die Reformulierung der Helfer-Rolle schützte das Über-Ich auch davor, die Unmenschlichkeit, die in die Beziehung zu früheren Patienten (die jetzt zu Opfern des Arztes werden) Eingang findet, als mit dem eigenen Gewissen unvereinbar zu erleben — ging es doch um große, edle Ziele, um die gute Sache, um Ideale, um Volk, Reich und Führer. Am Ende steht der trotzige Fanatismus, das Durchhalten um jeden Preis, der Realitätsverlust — aus dem heraus sich alle von den „Siegermächten" als Verbrecher vor Gericht gestellten Ärzte als „nicht schuldig" bekannten. Dieses schlechte Ende bedeutet auch, daß Zweck und Mittel schließlich gar nicht mehr zu unterscheiden sind, sich zu einem bösartigen Selbst-Zweck integrieren, der keine Fragen mehr kennt, keine Zweifel duldet, keiner Rechtfertigung mehr bedarf und keinen Gedanken an die Folgen des eigenen Tuns verschwendet:

„Wir werden weitermarschieren, wenn alles in Scherben fällt..."

Es bedarf keiner großen Phantasie, um zu vermuten, daß ähnliche Motive, wie sie die an der Euthanasie-Aktion beteiligten Psychiater beseelten, auch die Ankläger der großen Hexenverfolgungen — kaum ein halbes Jahrtausend zuvor — zu ihren blutigen Taten drängten. Auch sie vermochten es, ihren Sadismus in eine Helferrolle zu integrieren, wobei die Ideologie, die dies ermöglichte, hier nicht rassistisch, sondern männlich-chauvinistisch strukturiert gewesen ist. Welch perverse Züge diese Haltung annehmen konnte, ist durch die tausenderlei „Hexenproben" drastisch bezeugt: Das Hexenmal, das durch Schmerzreize, wie zum Beispiel Stiche, gefunden werden mußte, um die Schuldige zu überführen, bestand in einem *schmerzunempfindlichen* Bezirk von Haut oder Schleimhaut — ein in der Tat diabolischer Einfall, denn er gestattete es, weiterzusuchen, solange die „Probandin" litt, denn dann war sie entweder unschuldig oder noch nicht entlarvt, und die Suche nach dem Hexenmal (das von den gotterfüllten Anklägern oftmals auch in der Schleimhaut von Rectum und Vagina vermutet wurde) konnte weitergehen, ja mußte weitergehen — im Dienste der höheren Sache!

Aus diesem Grunde sollten wir, wenn wir jener Männer gedenken, die sich — wie *Schneider, Nitsche, Heyde* und andere — zu Schergen der Euthanasie-Aktion, d. h. des medizinisch verbrämten Massenmordes hergegeben haben, auch ihre würdigen Vorbilder nicht vergessen: *Jakob Sprenger* und *Heinrich Krämer*, die Autoren des 1487 in Straßburg erschienen „Hexenhammer" (*Mal-*

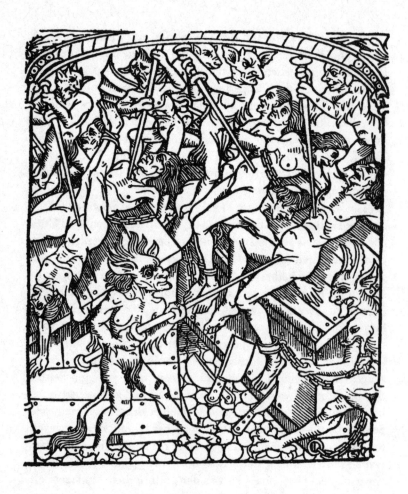

Die Qualen der Hölle — Troyes, 16. Jh.

leus maleficarum), der 1669 die achtundzwanzigste Auflage erreichte — das Auftaktwerk der großen Hexenverfolgungen, die hunderttausende von Frauen das Leben kosteten, und so der Schrift von *Binding* und *Hoche* recht gut vergleichbar.

Der Verweis auf die Zeit der Hexenjäger und die von ihnen verübten Greuel „im Namen Gottes" belegt noch einmal, daß sich die in diesem Buch beschriebenen Denkstrukturen und Verhaltensmuster schon lange vor unserem säkularisierten Jahrhundert nachweisen lassen — hilflose Helfer hat es natürlich schon immer gegeben —, aber er zeigt andererseits auch, daß eben aufgrund der historischen Entwicklung manches davon heute nicht mehr unter dem Gewand der schwarzen Kutte, sondern in der Verkleidung des weißen Kittels wiederkehrt. In unserem sterilen, hygienegläubigen, wissenschaftsfrommen und entdämonisierten Zeitalter hat der Arzt die Tätigkeitsmerkmale und das Rollenverhalten mancher verschwundener Berufsgruppen in sein eigenes Ethos und Pathos aufgesogen. Heute gibt es keine Hexenjäger mehr. Oder anders gesagt: Es gibt keine Menschen mehr, die diesen Titel führen. Wer hat ihre Aufgaben übernommen?

Es ist natürlich *nicht* so, daß Ärzte besonders disponiert für ein Helfer-Syndrom sind. Umgekehrt: Menschen, die, um ihr Selbstwertgefühl angesichts früher, schwerer Kränkungen zu wahren, zum uneinfühlsamen Helfen neigen, werden sich in besonderem Maße zum Arztberuf hingezogen fühlen. Ob sie die sozialen Voraussetzungen erfüllen, diesen Beruf auch wirklich zu erlernen, ist noch eine andere Frage. Die BRD ist bekannt für den überaus hohen Selbstrekrutierungsgrad der Ärzteschaft — das heißt, daß eine extrem hohe Zahl von Ärzten selbst aus Ärztefamilien stammt. So wird gewährleistet, daß in diesem Helferberuf — anders etwa als bei Sozialarbeitern — auch ein besonders konservatives, dem Traditionalismus und der Standeslehre verpflichtetes Helfer-Selbstbild vorwaltet. Zudem ist auch die soziale Leitidee der Wissenschaftlichkeit keineswegs ohne Einfluß.

Wenn sich also der uneinfühlsame Helferdrang noch mit einem elitären, dem Konservativismus verhafteten Standesbewußtsein auf der einen Seite, mit einem normativen, objektivierenden und distanzierenden Anspruch von Wissenschaftlichkeit auf der anderen Seite vergesellschaftet, dann scheint ein besonders günstiger Nährboden für akute oder chronische Dekompensationen dieses im Grunde sehr labilen — weil von drei Fronten her angreifbaren — Gleichgewichtes gegeben zu sein. Bricht das so sorgsam gehegte (weil ja auch höchst zerbrechliche) Selbstbild an allen drei Berührungspunkten mit der Realität zusammen, so ist die Katastrophe vollkommen, wenn nicht eine Reformulierung der eigenen Rolle im oben beschriebenen Sinne gelingt.

Ich möchte dies zum Ende des Kapitels nochmals zusammenfassen: Dekompensation eines Helfersyndroms wird bei chronischen Insuffizienzgefühlen, die speziell bei der Ärzteschaft von drei verschiedenen Quellen ausgehen können (von der medizinischen, von der politischen und von der wissenschaftlichen Selbst-Definition aus), immer wahrscheinlicher — zumal, wenn sich das Insuffizienzgefühl aus mehreren dieser Quellen speist. Treten dann bestimmte Außenfaktoren hinzu — Zusammenbruch der eigenen Karriere, aber auch Zusammenbruch des bislang unterstützten politischen Systems —, so wird aus dem Gefühl dauernder eigener Unzulänglichkeit möglicherweise eine persönliche Katastrophe, ein akuter Zusammenbruch (Selbstmord, neurotische Krise) erwachsen. Diese Katastrophe kann unter Umständen vermieden werden, wenn durch Einbeziehung neuer Gesichtspunkte bzw. durch rücksichtslose Bezugnahme auf

(a) persönliche Vorteile (Geld, Karriere etc.)
oder auf

(b) öffentliche Werte (Wissenschaft, Fortschritt, Ideologie)
eine neue Festlegung der eigenen Helferrolle auf anderem Niveau erfolgt. Im sozialen Urteil kann dieses neue Niveau tiefer liegen, also z. B. im Falle (a), wenn der Arzt aus persönlichen Gründen kriminell agiert und dabei erwischt wird, was der Öffentlichkeit dann zu überraschtem, fassungslosem Staunen Anlaß gibt; es kann sich aber auch, nach Meinung der Zeitgenossen, um ein „höheres Niveau" handeln, und zwar dann, wenn der Arzt gemäß einer allgemein geteilten, politischen Anschauung tätig wird, ja sich sogar zu deren Vorreiter macht, wie es im Falle des Nationalsozia-

lismus zweifellos geschah. Deshalb ist die Reformulierung des Helfer-Syndroms im Sinne von (b) phänotypisch sicher zunächst die erfolgreichere, geglücktere. Sie endet dann in der Katastrophe, wenn eine politische Wende sich anbahnt, das soziale System zusammenbricht, eine Revolution erfolgt etc. — und wenn der Arzt sich als „Super-Helfer" so sehr exponiert hat, daß er jetzt dafür zur Verantwortung gezogen wird. Merkwürdigerweise scheinen die neuen Herren, die dann über die „therapeutischen Idealisten" von Gestern zu Gericht sitzen, oft genug selber von der äußeren Fassade des Helfer-Syndroms fasziniert, denn sie sind — wie die Prozesse der Nachkriegszeit gezeigt haben — gerade bei Ärzten sehr rasch mit „mildernden Umständen" bei der Hand. So hat im Oktober 1948 die 3. Strafkammer des Landgerichts Koblenz den ehemaligen Direktor der Heil- und Pflegeanstalt Scheuern bei Nassau und einen früheren Arzt eben dieser Anstalt freigesprochen, obwohl beiden einwandfrei nachgewiesen worden war, daß sie im Rahmen der Aktion T 4 aktiv — im Gerichtsdeutsch: „In Täterform" — an „Tötungsdelikten" teilgenommen hatten. Das Gericht führte dazu aus:

„Wie aber ist es, wenn zwei gleichwertige Pflichten sich einander gegenüberstehen? Darf das Bemühen, das Leben einzelner, ja vieler Menschen zu retten, dazu führen, selbst dabei mitzuwirken, andere dem Tode zu überliefern? Hier setzt zum mindesten ein tragischer Pflichtenkonflikt ein..."

Diesen „Pflichtenkonflikt" nahm das Gericht dann zum Anlaß, den berühmten „übergesetzlichen Notstand" — eine in Deutschland seit jeher sehr beliebte juristische Konstruktion — anzuerkennen und... freizusprechen!

Wir sehen, der „hilflose Helfer" wird auch dann, wenn er in die Unmenschlichkeit abgleitet, von seiner Helfer-Rolle wirksam gestützt — denn er hat ja stets nur das Beste gewollt...

Wer hingegen medizinische Verbrechen anprangert — sie mögen zur Zeit des Nationalsozialismus oder später geschehen sein —, gerät gar leicht in Gefahr, mit dem typisch deutschen Vorwurf der „Nestbeschmutzung" zurechtgewiesen zu werden.

Solches widerfuhr bereits *Mitscherlich* und *Mielke,* die 1947 ihre bekannte Dokumentation über die Nürnberger Ärzteprozesse vorlegten (sie ist unter dem Titel „Wissenschaft ohne Menschlichkeit" bekannt geworden). Dieses Buch wurde seinerzeit in der Göttinger Universitätszeitung von dem berühmten Physiologen und Lehrbuchautor Professor *F. H. Rein* einer heftigen Kritik unterzogen, in der Rein jeder öffentlichen Erörterung der Ärzteverbrechen entgegentrat:

„Ob es aber richtig ist, einer breiteren Öffentlichkeit diese Medizinverbrechen im einzelnen vorzulegen, bezweifle ich. Denn gerade jene Menschenart, aus der sich die Verbrecher zusammensetzen, ist in vielen Andeutungen von Perversionen, Psychopathien und in den Dekadenten überall in der Welt verbreitet und wird das Buch mit Wollust als Nachtlektüre verschlingen."

So wird das Wörterbuch des Unmenschen abermals bemüht — um zu begründen, warum man über ärztlich-nationalsozialistische Taten nicht öffentlich diskutieren solle!

Erschütternde Beispiele zur unerschütterlichen Mentalität deutscher Ärzte hat der amerikanische Psychiater *Eißler* zusammengetragen, der zur Frage der „Wiedergutmachung" bei KZ-Opfern Stellung nehmen mußte und dabei mit Begutachtungsverfahren konfrontiert wurde, bei denen jene Ärzte, die wenige Jahre zuvor die Greuel der Konzentrationslager schweigend hingenommen hatten, jetzt plötzlich zu Folgen der Lagerhaft Stellung nehmen sollten. Eißler referiert unter anderem die folgende Tragödie:

„Ein KZ-Opfer, dessen Mutter, Frau und vier Kinder im Zuge der Verfolgungen ums Leben gekommen sind und der offenbar auch schweren Mißhandlungen ausgesetzt war..., wird von einem Vertrauensarzt der Simulation verdächtigt; ein anderer erklärt, seine Neurose sei anlagebedingt. Er ist fast blind... Das Gericht fand jede weitere Untersuchung durch Spezialisten für unnötig..." (*Eißler*)

Die Klage dieses KZ-Opfers auf Wiedergutmachung wurde von einem deutschen Gericht nach der Anhörung deutscher Ärzte abgewiesen. Eißler, der sich danach mit der Leidensgeschichte dieses

Patienten zu befassen hatte, meint zu Recht, „der Patient müßte eigentlich eine Entschädigung erhalten für die Aufregungen und Erniedrigungen, die er im Zuge der Wiedergutmachung erlitten hat".

Wortungetüme wie „Wiedergutmachung" und „Vergangenheitsbewältigung" können nicht über die Fassunglosigkeit hinwegtäuschen, die jede Beschäftigung mit den nationalsozialistischen Schreckenstaten auch heute noch erzeugt — wenn man sich überhaupt auf dieses Unterfangen einläßt. Läßt man sich ein, so gibt es wohl nur jenen Weg, den dieses Buch zu weisen versucht hat: zu untersuchen, warum Menschen unter dem Deckmantel scheinbar hilfreicher Taten zu den größten Grausamkeiten fähig sind. Eine solche Untersuchung kann allerdings nicht vollständig sein, wenn sie das Problem des Todes ausklammert. Denn „das Bild, das eine Gesellschaft sich vom Tode macht, gibt Aufschluß darüber, wie unabhängig ihre Menschen sind, wie persönlich sie miteinander verkehren, wieviel Selbstvertrauen sie haben und wie lebendig sie sind" (*Ivan Illich*).

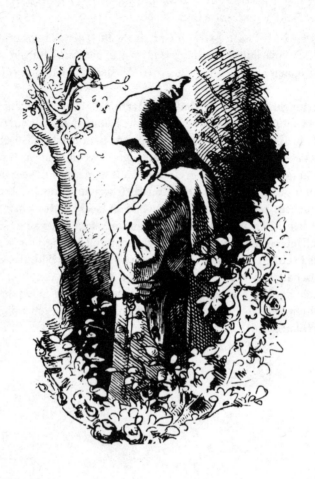

10   Gevatter Tod

Hic est locus ubi mors gaudet
succurrere vitae
(Hier freut sich der Tod,
dem Leben zu Hilfe zu kommen)

Alte Inschrift über einem Pathologiesaal

Eigentlich benötigen wir nur einen kurzen Moment, um uns darauf zu besinnen, daß es in unserem Leben nur ein einziges Ereignis gibt, das ganz sicher ist: der Tod. Dennoch handeln wir meistens keineswegs so, als ob uns dies klar wäre. Im Gegenteil, wir handeln, als wären wir unsterblich — wie auch immer, „es wird schon weitergehen".

„Diese Unfähigkeit, zu sterben, stößt — so ironisch es auch klingen mag — die Menschheit unweigerlich aus der Aktualität des Lebens heraus, die für alle normalen Lebewesen gleichzeitig sterben ist; das Ergebnis ist die Leugnung des Lebens... Die falsche Ausrichtung des Lebens auf den Krieg gegen den Tod führt mit derselben, unvermeidlichen Ironie zur Herrschaft des Todes über das Leben. Der Krieg gegen den Tod nimmt die Form einer ausschließlichen Beschäftigung mit der Vergangenheit und der Zukunft an, und die Gegenwart, die Zeitform des Lebens, geht verloren." (*Norman Brown*)

Der Krieg gegen den Tod, der Kampf für ein Leben ohne Schmerz, die Moral des Überlebens — sie fußen auf der Illusion, daß sich Leben und Tod überhaupt voneinander trennen lassen. Diese Moral des Überlebens hat eine wichtige Funktion — sie läßt die Arbeit notwendig erscheinen, lebensnotwendig, denn nur wer schwitzt, darf auch essen, und wer nicht arbeitet, der soll verhungern.

Soweit das kulturelle Leitbild: „Es gibt viel zu tun, packen wir es an"! Merkwürdigerweise übersehen viele Menschen, daß die jüdisch-christliche Leistungsmoral (die, wie *Max Weber* so glänzend beschrieben hat, in ihrer protestantisch-calvinistischen Form auch das ideologische Rüstzeug für den Siegeszug des Kapitalismus geliefert hat) nicht verhindert, daß heute *mehr* Menschen denn je verhungern. Im Gegenteil — sie scheint weit eher selbst eine Teilursache für den unerfreulichen Zustand unserer Welt zu sein. Die Menschheit hat den „Garten Eden" zwar beherrscht, aber nicht „bewahrt"; sie ist derzeit eher dabei, ihn zugrunde zu richten.

Nun scheint es, als sei das Leben des modernen Menschen in der Tat auf einen Krieg gegen Krankheit und Schmerz ausgerichtet, hinter dem sich der Kampf gegen den Tod verbirgt. Und wenn ein solcher Krieg gegen den Tod geführt wird — wer vermöchte es zu leugnen, daß gerade die Ärzte bei diesem Krieg in vorderster Front stehen, und zwar ausdrücklich und auf eigenen Wunsch. Also müssen sich — so sollte man folgern können — die Ärzte wohl besonders gründlich mit dem Problem des Todes auseinandergesetzt haben?

Kurioserweise ist gerade das Gegenteil der Fall. Menschen wie *Peter Bamm*, *Raymond Moody* und *Elisabeth Kübler-Ross* sind Ausnahmegestalten, die der Ärzteschaft einen Spiegel vorhalten, in dem die Flucht der Ärzte vor dem Tod deutlich zu erkennen ist.

Intensive Beschäftigung der Ärzte mit dem Tod — dem eigenen und fremden? Das Gegenteil ist der Fall! Gerade die, die sich als Kämpfer gegen Krankheit und Tod verstehen, verdrängen die Einheit von Leben und Tod in höchstem Grade, beschäftigen sich kaum mit dem Sterben. Man schlage ein beliebiges Lehrbuch der Pathologie oder der inneren Medizin auf! Ein Kapitel über den Tod wird man darin nicht finden, höchstens ein paar verstreute Phrasen über die Problematik unheilbar Kranker. Während meines Studiums, das ich wegen einer Mischung aus anderen Interessen, Faulheit und Selbstzweifeln immerhin auf vierzehn Semester ausdehnte, habe ich kein grundsätzliches Wort über den Tod und seine Probleme gehört, lediglich ein paar kurze, beiläufige Sätze über die Medikation bei Todgeweihten.

Der Tod ist eine Erfahrung, die zugleich die Grenze aller Erfahrungen absteckt. In archaischen Gesellschaftsformen mußten jene Menschen, denen die Rolle des sozialen Helfers zufiel, die Schamanen, sich in intensiver Weise mit dem Todesproblem auseinandersetzen. Nur der, der dem eigenen Tod ins Auge sehen konnte, durfte Schamane werden, und jeder Schamane sah sich dreimal mit seiner innersten Natur konfrontiert: Bei der Geburt, beim Initiationstod und bei seinem wirklichen, eigenen Tod. Beim Initiationstod wird, durch ein mystisches Erleben, der Leib des Schamanen „zerlegt" und wieder neu zusammengesetzt. Die künftigen *pujai*, die Schamanen der Karaiben, gelangen auf ihrer Initiationsreise an den „Kreuzpunkt von Leben und Tod", an dem sich entscheidet, ob sie Schamanen werden oder sterben. Bei den Kung-Buschleuten kann nur der Heiler werden, der stark genug gewesen ist, jenen Schmerz zu ertragen, den es mit sich bringt, dem Tod „ins Gesicht zu blicken", und bei den Iglulik-Eskimos muß es der künftige Schamane ertragen, sich selbst „als Skelett" sehen zu können.

Diese Auseinandersetzung mit dem Tod vollzieht sich zwar in für uns ungewohnten Formen, aber sie ist ohne Zweifel reicher und intensiver als alles, was der Medizinstudent, der künftige Arzt, erlebt. Der Initiationstod des Schamanen hat natürlich mit seiner prinzipiell anderen Heilweise zu schaffen: Während der moderne Arzt nach „objektiven Befunden" sucht, sich also selbst vom Patienten distanziert und sich diesen *erklärt*, erkennt der Schamane — der sich für Befunde nicht interessiert — ein existentielles Problem, das er zu lösen sucht, indem er die Leiden des Patienten übernimmt — während der Patient selbst den schmerzhaften Ablauf der schamanistischen Kur als passiver Zuschauer miterlebt (zumindest äußerlich). „Auf ihre Art sind die Techniken der steinzeitlichen Schamanen nicht weniger vollkommen als die der modernen Psychotherapie. Doch wir können in kein mythisches Weltbild zurückkehren. Das sollte aber nicht dazu führen, daß wir es als törichte Vorstufe des allein seligmachenden wissenschaftlichen Weltbildes abwerten" (*Wolfgang Schmidbauer*).

Zu solcher Überlegung besteht erst recht kein Anlaß, wenn wir erkennen, wie zielsicher Angehörige fremder Kulturen ihren Finger auf die Wunden der wissenschaftlich-technischen Industriezivilisation legen: „Die Franzosen", sagte ein alter Kabyle, „verhalten sich so, als ob sie niemals sterben würden" (nach *H. P. Duerr*).

Die Verhinderung des Todes wird den Ärzten überantwortet — eine Aufgabe, die ihnen noch nicht allzu lange übertragen worden ist.

„Im 15. und 16. Jahrhundert erwartete man weder vom Priester noch vom Arzt, daß sie dem Armen bei seinem damals typischen Tod beistanden. Die medizinischen Bücher kannten im Prinzip zwei unterschiedliche Dienste, die der Arzt dem Kranken zu leisten vermochte. Entweder konnte er die Heilung unterstützen oder zu einem leichten und schnellen Tod beitragen. Es oblag ihm, die facies hippocratica zu erkennen, jene typischen Merkmale, die zeigten, daß der Patient sich bereits im Griff des Todes befand. Ob der Arzt zu heilen versuchte oder sich zurückzog — stets war er bemüht, Hand in Hand mit der Natur zu arbeiten. Die Frage, ob die Medizin überhaupt Leben ‚verlängern' könne, war an den Medizinschulen von Palermo, Fez und Paris heiß umstritten. Viele arabische und jüdische Ärzte sprachen ihr diese Macht rundweg ab und bezeichneten einen solchen Versuch, in die Ordnung der Natur einzugreifen, als Blasphemie." (*Illich*)

Der erste, der den Kampf gegen den Tod und die Verlängerung des Lebens, die durch diesen Kampf gewonnen werden könnte, ausdrücklich als wichtigstes Ziel der Medizin bezeichnete, war bezeichnenderweise *Francis Bacon*, der Protagonist des Herrschaftswissens und der Naturkontrolle. Neben der Erhaltung der Gesundheit und der Heilung der Krankheit stellte er „den dritten Teil der Medizin, nämlich die Verlängerung des Lebens; dies ist ein neues Gebiet, mangelhaft noch, jedoch das vornehmste von allen" (*Bacon*).

Ein merkwürdiger Vorgang schließt sich an: Je mehr die Ärzte die neue, „vornehme" Aufgabe, den Kampf gegen den Tod und die Verlängerung des Lebens, auf ihre Fahnen schreiben, desto mehr verliert ihre eigene, persönliche Auseinandersetzung mit dem Tod an Tiefe und Intensität. An die Stelle des individuellen Erlebens — sei es durch einen Initiationsritus oder durch andere subjektive, karthartische Erfahrungen vermittelt — tritt jetzt die objektivierte, wissenschaftliche „Todeskontrolle", zumindest dem Anspruch nach. Ob die Patienten dabei gut fahren, steht auf einem anderen Blatt.

Es wird vom modernen Medizinbetrieb wohl niemand so schwer bestraft als derjenige, der sich ihm zu verweigern droht — der Sterbende. Material zu diesem Thema ist in den letzten Jahren in genügendem Maße veröffentlicht worden. „Aber in das Bewußtsein der ganzen Gesellschaft dringt dieser letzte Akt unseres Lebens meist nicht genügend ein. Man setzt sich zwar für eine Bekämpfung von Krebs, Herzinfarkt und Unfall ein, aber man bemerkt nicht, daß man sich damit eine Stellungnahme nicht ersparen kann" (*Rudolf Kautzky*). Dieser Vorwurf — hier von einem Professor der Neurochirurgie formuliert — muß allerdings, gerade weil er zutreffend ist, auf die Ärzte selbst zurückfallen.

Als ich 1979 in einer kleinen Rheumaklinik in Süddeutschland als Medizinalassistent den Dienst eines Stationsarztes versah, wurde eine fast 80jährige Frau wegen dauernder, ischiasähnlicher Kreuzschmerzen aufgenommen. Die alte Frau war geistig noch sehr rege, interessiert und diskussionsfreudig. Der Kontakt zu ihrer Familie hatte sich offenbar auf ein Minimum reduziert — ich erinnere mich nicht daran, einmal Besuch in ihrem Zimmer vorgefunden zu haben. Aber noch heute sehe ich deutlich vor mir, wie diese Frau an schönen Spätsommerabenden vor dem geöffneten Fenster saß und ihr langes, weißes Haar, das ihr fast bis zum Nabel reichte, sorgfältig kämmte...

Die röntgenologische Untersuchung zeigte bald, daß Wirbelsäule und Kreuzbein mit Metastasen ganz durchsetzt waren — Tochtergeschwülste eines Brustkrebses, dessentwegen der Frau etwa 12 Jahre zuvor bereits eine Brust amputiert worden war. Damit endete das diagnostische Kapitel... Ich geriet mit meinen Kollegen in Disput darüber, ob man der Patientin die Wahrheit mitteilen solle. Meine Meinung dazu: Es ist nicht nötig, mit der Wahrheit ins

Zimmer zu platzen, aber auf jede Frage soll eine ehrliche Antwort gegeben werden. Wer den Tod verdrängen will, den sollte der Arzt nicht daran hindern. Wer ihm jedoch in die Augen schauen will — was ich von jener Patientin vermutete —, soll dazu ebenfalls Gelegenheit erhalten.

Und so geschah es: Schon bei der nächsten Visite fragte sie mich: „Bin ich schwer krank?" Ich bejahte. Ohne Zögern fragte sie weiter: „Ist es Krebs?" Ich bejahte wiederum, mich auf den Bettrand setzend. Nach kurzer Pause wollte sie wissen, ob ein Zusammenhang mit der Brustoperation bestünde. Ich beantwortete diese Frage, und wieder entstand Schweigen. Ich hielt ihre Hand — oder sie meine? Es ist nicht klar, wer den Trost mehr brauchte! Schließlich fragte sie mich, wie lange sie wohl noch zu leben hätte. Ich erwiderte, daß man dies nie exakt sagen könne, begann dann vorsichtig, nach ihren Plänen zu fragen — ob sie nach Hause wolle, ich hätte den Eindruck, es herrsche nicht das beste Einvernehmen mit der Familie... Die Frau lächelte. „Aber nein, nicht nach Hause. Hier, hier in der Klinik will ich sterben. Am liebsten in Ihren Armen..."

Nach einem kurzen Gespräch verließ ich die Klinik, fuhr nach Hause, es war ja Freitag. Als ich Montags wieder in die Klinik zurückkehrte, erfuhr ich, daß die Patientin in eine andere Klinik verlegt werden sollte — und genau dies geschah, ohne daß ich es verhindern konnte. Seit damals bin ich davon überzeugt — zuvor hatte ich es schon oft gefühlt, ohne jedoch Klarheit zu erlangen —, daß Ärzte eine Berufsgruppe darstellen, die selbst die allergrößten Probleme mit dem Sterben hat.

Der Arzt braucht Patienten, denn sonst wäre sein Handeln sinnlos, aber er braucht heilbare Patienten, sonst schiene ihm sein Handeln offenbar ebenfalls sinnlos. Daß Ärzte sterbende oder unheilbare Patienten nicht schätzen, ihnen aus dem Wege gehen, ja fast Angst vor ihnen zu haben scheinen, ist gut dokumentiert. Der Arzt, Feldherr des Krieges gegen den Tod, braucht offenbar die Illusion, daß der ganze Feldzug zu gewinnen ist, nicht bloß einzelne Scharmützel. Er selbst ist es, der Leiden und Tod nicht ertragen kann — und deshalb die „Vorwärtsverteidigung" antritt. Die Vermutung, daß ärztliches Handeln in vielen Fällen — natürlich keineswegs immer — einen „Präventivschlag" gegen die eigene, überstarke und deshalb verdrängte bzw. sublimierte Todesangst darstellt[1], wird meines Erachtens noch durch zwei Beobachtungen gestützt:

(a) Kranke Ärzte gelten bei ihren Kollegen meist als recht unangenehme Patienten — allzu oft kommt es vor, daß sie ihren Krankheiten gegenüber eine eher rechthaberische, verdrängend-rationalisierende Haltung einnehmen; außerdem neigen sie dazu, die Medikamente, die sie ihren Patienten oft recht großzügig verschreiben, bei sich selber zu gering zu dosieren.

(b) Die Lebenserwartung von Ärzten ist deutlich geringer als die der Normalbevölkerung. Dahinter mag — es läßt sich nicht sicher entscheiden — erhebliche Indolenz gegenüber dem eigenen Körper stecken, vielleicht auch ein magischer Unsterblichkeitsglaube oder die Illusion, „über allem zu stehen"; von einer abgeklärten Haltung angesichts des eigenen Todes zeugt es jedenfalls nicht. Daß Ärzte außerdem von Sucht und Depressionen heimgesucht werden und häufiger als andere Menschen den Freitod wählen, ist bereits erwähnt worden. (Statistisches Material zu beiden Punkten findet sich im Anfangsteil von *Wolfgang Schmidbauers* „Hilflosen Helfern".)

Ist etwa ein Motiv des Berufswunsches „Arzt" eine nach außen gerichtete Bearbeitung der eigenen Todesangst? Ich neige sehr dazu, diese Frage mit Ja zu beantworten, auch wenn mir „exakte Beweise" fehlen. Ich sehe übrigens auch, daß sich dasselbe Problem sogar für die Psychotherapie stellt — nicht bloß für den Chirurgen. „Wenn der Tod dem individuellen Dasein die wahre Erfüllung verleiht, so wird die wahre Psychotherapie die erste sein, die den Tod voll miteinbezieht" (*Alan Watts*). Im Moment hat es allerdings durchaus den Anschein, als seien Chirurgen und Psycho-

---

[1] Es ist mir keine Untersuchung darüber bekannt, ob dieselbe psychische Struktur, die zum Helfer-Syndrom führt, auch von überstarker Todesangst begleitet ist. Theoretische Überlegungen lassen allerdings plausibel erscheinen, daß dem zumindest häufig so ist, denn das Fundamentaltrauma des „hilflosen Helfers", abgelehntes Kind zu sein, geht sicher mit großen Verlassenheitsgefühlen und Vernichtungsängsten, Äquivalenten der Todesangst, einher.

therapeuten sich zumindest in dem Bemühen einig, dieses Problem zu verleugnen und zu verdrängen.

Daß der Krieg gegen den Tod in Wirklichkeit Verleugnung des Todes ist — und ihm damit erst höchste Macht verleiht; daß gerne leben etwas ganz anderes ist als der Glaube, leben zu müssen — kurzum, daß Leben und Tod nicht Gegner sind, sondern Freunde — das alles hat in meinen Augen keiner besser geschildert als *Matthias Claudius* in seiner kurzen Ballade:

> Der Tod und das Mädchen
>
> Das Mädchen.
> Vorüber! Ach vorüber!
> Geh, wilder Knochenmann!
> Ich bin noch jung, geh Lieber!
> Und rühre mich nicht an.
>
> Der Tod.
> Gib deine Hand, du schön und zart Gebild!
> Bin Freund, und komme nicht, zu strafen.
> Sei guten Muts! ich bin nicht wild,
> sollst sanft in meinen Armen schlafen!

Franz Schubert hat diese Ballade kongenial vertont. Wenn man den Text kennt, so kommt man — es geht mir selber so, aber auch anderen, die ich nach ähnlichen Erlebnissen fragte — durch die Auseinandersetzung mit der Musik im „Wissen anderer Art" (der Begriff wird im nächsten Kapitel erläutert) vielleicht noch weiter. Musik steht dem Leben näher als die „nützliche" Alltagssprache mit ihren Worten, die auf Dinge und Tätigkeiten verweisen. Musik weist auf nichts hin, sie *ist*, was sie ausdrückt, sie hat damit mehr Leben (und mehr Tod) eingefangen als jede Wortfolge, auch wenn sie von einer solchen angeregt worden ist. Auf jeden Fall „wissen" das Gedicht von Claudius und die Musik von Schubert mehr vom Tod als alle medizinischen Lehrbücher.

Kann man denn überhaupt etwas vom Tod wissen? Klärt man die Begriffsverwirrung, die sich um das Wörtchen „wissen" rankt

— was im nächsten Kapitel geschieht —, so wird deutlich, daß dies sehr wohl möglich ist. Denn im Grunde ist ja jeder Moment unseres Lebens auch schon die Stunde unseres Todes.

Raymond A. Moody hat viel Material aus den Aussagen von Menschen zusammengetragen, die „klinisch tot" gewesen sind. Ich teile weder seine Gedanken noch seine „Nachgedanken" über ein Leben nach dem Tode. Aber ich bin, wie er, der Auffassung, daß — obschon es natürlich ein qualvolles Sterben geben kann — der Tod selbst ein angstfreies Entrückungserlebnis ist, daß es im Angesicht des Todes keine Todesangst (mehr) gibt. Ich selbst erlitt als Elfjähriger einen anaphylaktischen Schock, den ich mit knapper Not überlebte. Ich erinnere mich noch recht gut an die Einzelheiten — insbesondere an die Beatmung —, aber auch an die Gesamtstimmung: Ich wußte genau, daß etwas höchst Ungewöhnliches, zugleich sehr Wichtiges mit mir geschah, aber ich fühlte keinerlei Schmerzen, und, noch wichtiger, keinen Schimmer von Angst. Angst und Schmerzen setzten erst Stunden später wieder ein, als die akute Gefahr gebannt war. Vielleicht bin ich seit jenen Tagen für den Zusammenhang von Tod und Leben sensibilisiert. Doch nun wollen wir weiter sehen! Was hat es denn mit dem Wissen verschiedener Art auf sich?

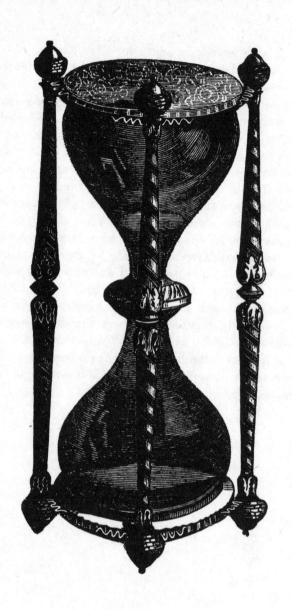

11 Strömen und Stille

Wohl hat die Natur den Menschen zum Herrn der Tiere gemacht, aber sie hat ihm nicht nur Hände gegeben, um die Tiere zu bändigen, sondern auch Augen und Ohren, um die Tiere zu bewundern.

Ludwig Feuerbach

Es gibt eine wichtige Weisheit des Talmud: „Wer ein einziges Leben rettet, hat damit gleichsam die ganze Welt gerettet; wer ein einziges Leben zerstört, hat damit die ganze Welt zerstört".

Die Anschauung, die in diesen kurzen Sätzen eindrucksvoll zum Ausdruck kommt, erweist sich als der direkte Gegenpol des in diesem Buch immer wieder dargestellten und kritisch beleuchteten imperialistischen Bemächtigungsverhaltens, zu dem ich abschließend noch einmal Stellung nehmen möchte. Meine Sätze mögen vielleicht etwas zusammenhanglos wirken. Sie sollen allerdings als Anstöße, Impulse, weniger als Darlegungen oder Erörterungen verstanden werden.

Dabei geht es eigentlich um die Frage nach dem Wesen unseres Wissens. Es ist ja sehr erstaunlich, daß Sentenzen wie jene des *Sokrates* — „Ich weiß, daß ich nichts weiß" — jahrtausendelang immer wieder zitiert werden, ohne daß die Frage entsteht, ob „wissen" nicht in beiden Halbsätzen verschiedene Bedeutung haben könnte. Um an diesem Punkt weiterzukommen, will ich — einer jener Fingerzeige, von denen schon mehrfach die Rede gewesen ist — die taoistische Philosophie heranziehen.

Was nennt ein Westdeutscher des Jahres 1982 „Wissen"? Er könnte zum Beispiel sagen: Ich weiß, daß zweimal zwei vier ist. Daß Ronald Reagan derzeit Präsident der Vereinigten Staaten ist. Daß Mozart die „Zauberflöte" geschrieben hat, und so weiter und so fort... All dies würde ein Taoist „konventionelles Wissen" nennen. „Wir meinen nämlich, nur das wirklich zu wissen, was wir unseren Mitmenschen in Worten oder irgendeinem anderen System konventioneller Zeichen, etwa in mathematischen Formeln oder im Notenbild, mitteilen können. Solch ein Wissen wird konventionell genannt, weil es nur dank gesellschaftlicher Übereinkunft besteht — Übereinkunft nämlich im Hinblick auf die Mittel der Verständigung" (*Alan Watts*).

Dieses konventionelle Wissen ist das Wissen der Wissenschaft — es wird durch Forschung, Beobachtung, Empirie und Experiment geschaffen, ganz im Sinne eines *Francis Bacon*. Der Wert dieser Art von Wissen soll nicht bestritten werden. Er ist allerdings doppelbödig, zweischneidig. Schon im ersten Kapitel dieses Buches konnte ich — hoffentlich — zumindest in Andeutungen zeigen, daß dieses Wissen keineswegs alleinseligmachend ist. Es ist das Wissen, das uns die Atombombe und das Fernsehen, das DDT und die Autobahn beschert hat. Hier gilt, zu Recht, der Wahlspruch „Wissen ist Macht", ein Satz, der in zynischer Offenheit nur von seinem Zwillingsbruder übertroffen wird, den die Nationalsozialisten an das KZ-Tor malten: „Arbeit macht frei!" Dieses Wissen ist, ebenfalls zu Recht, auch als Herrschafts- und Verfügungswissen bezeichnet worden.

Es gibt aber auch ein anderes „Wissen", für das exakte Termini sich nicht sogleich einstellen wollen (oder gar nicht können?). Es ist bezeichnend für einen sensiblen Wissenschaftler wie *Bertrand Russell*, daß er sich diesem Problem intensiv widmete und zwei Erkenntnisformen, Bekanntschaft und Beschreibung, unterschied:

„Die Art, die wir Bekanntschaft nennen, ist ihrer Natur nach einfacher als jede Erkenntnis von Wahrheiten und logisch von solchem Wissen unabhängig... Wenn ich Appetit auf ein bestimmtes Gericht habe, kann ich diesen Appetit zur Kenntnis nehmen; mein ‚Appetit auf dieses Essen' ist also auch ein Gegenstand, der mir bekannt ist. Ganz ähnlich können uns unsere angenehmen Gefühle, unsere Schmerzen, überhaupt unsere seelischen Vorgänge, bewußt werden. Diese Art von Bekanntschaft, die man Selbstbewußtsein nennen kann, ist die Quelle unserer Erkenntnis geistiger und seelischer Phänomene." (*Russell*)

Diese Bekanntschaft ist das „Wissen zweiter Art", von dem ich bereits gesprochen habe. Das konventionelle Wissen im Sinne des Taoismus entspräche dem, was Bertrand Russell Beschreibung nennt.

Wer weiß, daß er hungrig ist, wird essen — und kein Rezeptbuch lesen. Anders ausgedrückt: Bekanntschaft mit mir selbst kann Probleme aufwerfen, die mit konventionellem Wissen allein nicht zu lösen sind. Dies macht, heute, auch die Begegnung zwischen Arzt und Patient so schwierig. Der Patient ist mit seiner Krankheit durch sein Erleben vertraut. Er *ist* die Krankheit, er weiß um seine Schmerzen. Er ist mit seinen Schmerzen aufs beste bekannt. Der Arzt hat — im Gegensatz zum steinzeitlichen Schamanen — konventionelles Wissen über Krankheiten angesammelt. Er weiß auch Bescheid — aber in ganz anderem Sinne. Daß hier sehr schnell die Gefahr des „Aneinander-Vorbei" besteht, liegt auf der Hand.

Was ist ein Orgasmus? Wenn ich darüber in Büchern nachlese, erlange ich Wissen der ersten, konventionellen Art. Wenn ich einen Orgasmus erlebe, mit diesem Erlebnis bekannt werde, erreiche ich Wissen „zweiter Art". Man könnte in einem gewissen Sinne auch sagen, daß ich eigentlich erst jetzt „richtig weiß", was ein Orgasmus ist. Es kommt eben immer darauf an, in welcher Welt des Wissens ich mich bewege.

Der Siegeszug der Wissenschaft ist zugleich eine Niederlage jener anderen Form des Wissens, die in die Esoterik, in die Mystik abgedrängt wird, wo sie ein belächeltes Schattendasein führen darf, bis es zu einer großen, unkontrollierten, unberechenbaren und deshalb auch verheerend destruktiven Eruption kommt — im Zeitalter der Hexenverbrennungen, in der Ära des Nationalsozialismus. Damit ist nicht gesagt, daß diese historischen Ereignisse nur aus dem Innenleben der Menschen heraus erklärt werden können. Daß sie gewaltige seelische Energien freigesetzt und an sich gebunden haben, scheint mir allerdings außer Frage zu stehen.

Wenn ich oben „unkontrolliert" und „unberechenbar" gesagt habe, so scheint dies inkonsequent zu sein. Nun, das ist ein terminologisches Problem. Mir ging es darum, herauszustellen, daß wir den Umgang mit diesem Wissen dieser Art verlernt haben. Warum?

Dieses Wissen zweiter Art ist naturgemäß einsamer als das konventionelle Wissen. Es verleiht auch keinerlei Macht. Ein letztes Beispiel: Ein westdeutscher Universitätsprofessor mag über nahezu das gesamte (konventionelle) Wissen verfügen, das in der Fachliteratur zum Thema „koronare Herzkrankheit" gespeichert ist. Er wird auf Kongressen darüber Vorträge halten, Artikel veröffentlichen... Ein Yogi weiß wahrscheinlich nichts von alledem. Er ist aber womöglich fähig, seine Herzfrequenz durch Selbstversenkung innerhalb kurzer Zeit um das Vierfache zu steigern. Vielleicht wird er gar nicht sagen können, wie er das erreicht, vielleicht wird er auch nichts dazu sagen wollen. Aber er kann es, er weiß, „wie man es machen muß".

Die traurige Pointe der Geschichte besteht darin, daß der Professor mit der großen Masse von konventionellem Wissen wahrscheinlich etwa im fünfundfünfzigsten Lebensjahr an einem Herzinfarkt stirbt — der Yogi sicher nicht. Wer von beiden wußte nun also „besser" über den Kreislauf Bescheid?

Konventionelles Wissen läßt sich in seiner eigenen, konventionellen Sprache darstellen — und auch kritisieren. Die Kritik bleibt dabei in präformierten Bahnen, indem sie auf innere Widersprüche aufmerksam macht und dabei traditionelle Darstellungsweisen nutzt. Mit jenem anderen Wissen verhält es sich nicht so einfach. Man kann es zwar lernen und vergrößern, aber es trotzt den traditionellen Symbolisierungs- und Darstellungsweisen[1]. „Einen

---

[1] Aus dem Spannungsfeld zwischen den verschiedenen Arten des Wissens heraus lebt natürlich auch jede Art von Psychotherapie — die ja, gäbe es jenes Spannungsfeld nicht, unmöglich und außerdem überflüssig wäre. Wir könnten dann ja einem z. B. an Waschzwang leidenden Patienten einfach ein Buch über Zwangsneurosen leihen — und nach der Lektüre wäre er geheilt.

Nun, dies sind eher scherzhafte Anmerkungen. In der ernsthaften Wirklichkeit kann das „zweierlei Wissen" für Therapeut und Klienten zu einem sehr ernsthaften Problem werden. Die Psychoanalytiker haben, um den Problemkreis zu umreißen, den Terminus von der „uneinfühlsamen Deutung" eingeführt. Damit ist der Zwiespalt markiert: Wir deuten ein Verhalten, möglicherweise zutreffend, und erreichen doch nichts, weil wir uns nicht richtig in den Patienten einfühlen konnten — die Situation hätte offenbar nach Wissen der zweiten Art verlangt, wir aber reagierten als „konventionell Wissende".

Kuß kann man nicht durch einen Boten senden" — so drücken die Sufis, die Mystiker der islamischen Tradition, dieses Problem aus.

Dieses Buch gehört natürlich dem Bereich des konventionellen Wissens an, aber es soll Anregungen vermitteln, die darüber hinausgehen. Um eine Haltung einzunehmen, die dem Talmud-Zitat zu Beginn dieses Kapitels ähnelt, ist es nämlich nicht ausreichend, konventionelles Wissen zu erwerben. Konventionelles Wissen ist überhaupt niemals die entscheidende Variable für die konkrete Form unserer Haltung zu Natur und Mitmensch. Konventionelles Wissen berührt jene Grundeinstellungen zu sich selbst und anderen überhaupt nicht (wenngleich es dazu beitragen kann, sie zu erhellen — aber das ist sekundär). Ganz anders verhält es sich jedoch mit dem Wissen „der zweiten Art".

Wir alle leben in diesem Spannungsfeld; wir können es nicht verlassen — aber wir können die Akzente verschieden setzen. Das Spannungsfeld wiederum entsteht durch unsre Wünsche und Bedürfnisse:

„Herrn K. wurde vorgehalten, bei ihm sei allzu häufig der Wunsch Vater des Gedankens. Herr K. antwortete: ‚Es gab niemals einen Gedanken, dessen Vater kein Wunsch war. Nur darüber kann man sich streiten: Welcher Wunsch? Man muß nicht argwöhnen, daß ein Kind gar keinen Vater haben könnte, um zu argwöhnen: die Feststellung der Vaterschaft sei schwer." (*Brecht*)

Selbsterfahrung — ein Zauberwort, das die Sinnentleerung des Lebens durch Technik und Industrie bannen soll — hat ja nichts anderes zum Ziele als bessere Bekanntschaft mit sich selber, also vermehrtes Wissen „zweiter Art". Die Bekanntschaft mit uns selbst beginnt bei unserem Körper und bei unserem beständigen Austausch mit der Natur, die uns umgibt. Je mehr Bekanntschaft dieser Art wir erwerben, desto geringer ist — so hoffe ich — die Gefahr, daß wir nach außen aggressiv handeln:

„Man beutet keine Natur aus, die zu einem spricht,... und man beutet schließlich keine Menschen aus, die man versteht." (*H. P. Duerr*)

Bessere Bekanntschaft mit uns selber — das schließt auch eine genauere Kenntnis unserer Wünsche ein, die uns ja oft nicht, oder nur in Verkleidung, bekannt sind. Die Kenntnis unserer Wünsche ist Wissen zweiter Art. Vielleicht erlangen wir es niemals vollständig — damit fangen die Schwierigkeiten an:

„Die Schwierigkeit im Wünschen liegt darin, daß mit ihm unweigerlich die Fremdheit anerkannt wird, die zwischen dem Wünschenden und dem Objekt seines Wunsches besteht. So gesehen, ist die Schwierigkeit, zu wünschen, auch ein Ausdruck der Angst, den ursprünglichen Narzißmus der Mutter-Kind-Einheit zu verlassen, die sehnsüchtige Rückkehr zu ihr aufzugeben, die Trennung als unwiderruflich anzuerkennen. Selbst wenn es uns gelingt, ein Stück weit die narzißtische Phantasie, allmächtig zu sein, preiszugeben und offen etwas zu wünschen, was uns fehlt — wir versuchen doch, die Illusion der Allwissenheit zu behalten und unsere Wünsche geschickt und kontrolliert so anzubringen, daß wir von vornherein Bescheid wissen, ob sie nun erfüllt werden oder nicht." (*W. Schmidbauer*)

Das konventionelle Wissen stellt sich dann dar als ein Teil des Versuches, die zum Problem gewordene eigene Unvollkommenheit und Bedürftigkeit in einer aktiven Wendung nach außen zu meistern — die Versuchung, durch die vermeintliche „Macht zu allen Werken" (*Bacon*) die eigene Ohnmacht zu lindern.

Und welcher Macht der Welt gegenüber sind wir derart ohnmächtig wie angesichts unseres Todes? Oder, anders herum: die Kenntnis davon, sterben zu können, die Bekanntschaft mit dem eigenen Tod, ist nichts anderes als das intensive Wissen um die eigene Ohnmacht — wobei nach allem, was gesagt worden ist, klar sein müßte, in welchem Sinne ich jetzt das Wörtchen „Wissen" gebraucht habe.

Der ängstliche, ohnmächtige Mensch der Industriegesellschaft — er sei von Beruf Arzt oder Metallformer, der Unterschied ist „nur", daß er als Arzt über bessere Kompensationsmöglichkeiten verfügt — sucht seine verzweifelte Ratlosigkeit durch die Anhäufung von konventionellem Wissen zu lindern. Er gleicht darin *Tennyson* mit seinem im 2. Kapitel zitierten Gedicht: Er entwurzelt eine Blume, um — vergeblich — herauszufinden, was es mit Gott und der Welt auf sich hat. Offenkundig ist diese Art von Wissenserwerb zerstörerisch; es bleibt zu hoffen, daß sie nicht die ganze Welt zugrunde richtet.

Systeme wie der Zen-Buddhismus, die auf nicht-konventionelles, inneres Wissen bauen, das jeder in sich selber finden kann, gehen vom entgegengesetzten Pol aus — daß es eigentlich gar nichts zu sagen gibt und daß die Natur keine Probleme bietet.

„Die blauen Hügel sind nichts anderes als blaue Hügel,
die weißen Wolken nichts anderes als weiße Wolken."
Ein Zen-Meister drückte den Sachverhalt so aus:
Wenn Du verstehst, sind die Dinge, wie sie sind,
wenn Du nicht verstehst, sind die Dinge, wie sie sind. (*Gensha*)
Das Leben ist, so meinen die führenden Vertreter dieser „Befreiungswege", nicht mehr problematisch, wenn wir die konventionelle Natur aller sozialen Fiktionen erkennen und abschütteln — zum Beispiel die konventionelle Haltung, daß man nicht leiden darf, daß Schmerz und Tod um jeden Preis vermieden werden müssen. Unsere Lebensform wäre demnach der Versuch, etwas festzuhalten, das sich unseren Händen eben darum um so hartnäckiger wieder und wieder entzieht: Die Jagd nach dem ewigen Leben bringt um so bitterere Knechtschaft mit sich, Knechtschaft unter der Knute des Todes.

In diesem Sinne kritisierte schon *Huang-Po* (gestorben 850) diejenigen, die die Buddha-Natur suchen:

„Gerade durch ihr Suchen danach rufen sie die gegenteilige Wirkung, nämlich die des Verlustes, hervor."
Heute scheinen auch die Rituale „östlicher Befreiungswege" mitunter zu sinnentleerten Kulten und Traditionen verfestigt; Erstarrung, Verkrustung und Verknöcherung sind keineswegs bloß westliche Phänomene, und unsere Skepsis sollte sich nicht nach Meridianen richten. Freilich kann man davon lernen, wie andere Menschen ihre Bekanntschaft mit sich selbst trainieren. „Die praktische Schwierigkeit liegt aber darin, daß in Asien die Befreiungswege mit einigen Ausnahmen so unwirksam und theoretisch verworren sind wie die Psychotherapien im Westen... ,Chroni-

scher' Buddhismus ist vielleicht sogar häufiger anzutreffen als ,chronische' Psychotherapie — zweimal wöchentlich über die Dauer von zwanzig Jahren oder mehr" (*Alan Watts*).

Skepsis welcher Art auch immer ändert aber nichts daran, daß der Verweis auf „Wissen anderer Art" (ich vermeide jetzt den Ausdruck „zweiter Art", denn eigentlich handelt es sich hier um das primäre Wissen, und das konventionelle Wissen ist sekundärer, abgeleiteter Natur, obwohl es uns besser zugänglich scheint), wie es in jenen „Wegen" so hoch bewertet wird, genau der richtige Gegenpol zu unserer eigenen, einseitigen, traditionellen Denkweise mit ihrem imperialistischen Bemächtigungsverhalten ist. Diese ist der Versuch, die als schmerzliches Problem empfundene eigene Ohnmacht in der Flucht nach vorne zu vergessen. Der „Gotteskomplex" (*H. E. Richter*) besteht ja eigentlich in der Unzufriedenheit mit dem Los, kein Gott zu sein.

* * *

Der Arme lebt zumeist unter der Knechtschaft jener Dinge, die er *nicht* hat. Da er ohnehin nur das Nötigste besitzt, oder noch weniger als das, ist jeder Verlust, jedes Mehr an Nicht-Besitz, eine Existenzbedrohung.

Der Reiche lebt — wenngleich deutlich besser — unter der Knechtschaft all der unnützen Dinge, die er sein eigen nennt. Der Reichtum, über den er verfügt, macht ihn arm, die Vielfalt, die er besitzt, engt ihn ein. Die Fülle erzeugt die Angst, den Überfluß zu verlieren.

Will der Arme diesem reichen Mann gleich werden, betrügt er sich selbst.

Wichtig ist nicht die Verfügung über mehr Dinge, sondern eine andere Auseinandersetzung mit ihnen. Dasselbe gilt für unser Verhältnis zu den Mitmenschen. In der industriellen Wachstumsgesellschaft sind Dinge und Menschen zu Waren geworden, und das Kalkül regelt unseren Umgang mit ihnen.

Will der Kommunismus den Kapitalismus einholen oder gar überholen, so ist er auch kein Kommunismus mehr — das Überholmanöver mißlingt, die Despotie, mit der es ins Werk gesetzt werden sollte, bleibt.

Der Zwang, beständig fortschreiten zu müssen, hindert uns an der Betrachtung des Ortes, an dem wir stehen. Der Ausgriff auf die Zukunft raubt uns die Gegenwart, die Bindung an die Vergangenheit raubt uns die Zukunft.

Wir treten der Welt nicht so gegenüber, als gehörten wir zu ihr, sondern so, als gehöre sie uns.

Wir treten den anderen Menschen nicht so gegenüber, als wollten wir, daß sie ihr eigenes Leben leben, sondern als sollten sie *unser* eigenes Leben leben und wüßten es bloß noch nicht.

Erst, wenn wir erkannt haben, daß wir die Dinge nicht ändern müssen, werden wir erkennen, daß wir die Dinge wirklich ändern können.

„An diesem Punkt wird man von einem allgemeineren Zorn ergriffen, daß nämlich, was Menschen passiert, Hunden nicht passieren würde, und daß das, was Menschen einander antun, niedrigere Tiere niemals ersinnen könnten. Darüber hinaus gibt es, glaube ich, ein Stadium, von dem ich nur eine dunkle Ahnung habe und wo Pessimismus und Zorn durch etwas anderes ersetzt werden — vielleicht durch Demut. Und von diesem Stadium an bis zu allen Stadien, die es da noch geben mag, herrscht Einsamkeit."
(*Gregory Bateson*)

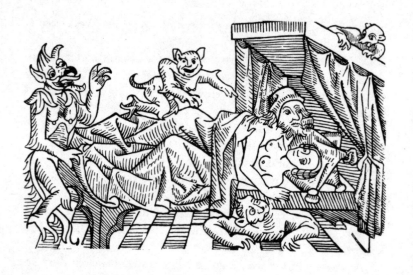

12   Das letzte Kapitel

> Wenn der Fisch gefangen ist,
> ist die Angel vergessen
>
> *Chuang-Tse*

Das letzte Kapitel dieses Buches — bleibt ungeschrieben. Ich deutete es bereits in der Gebrauchsanweisung zu Beginn an: Eine handliche Zusammenfassung, ein Resümee, ein „Abstract" — all dies kann und will ich nicht liefern. Es gibt *nichts* schwarz auf weiß nach Hause zu tragen.

Das letzte Kapitel — das besteht in der Gestimmtheit, die der Leser jetzt in sich spürt und fühlt, nachdem er meinen etwas verworrenen Pfaden gefolgt ist. Ist es Betroffenheit, Wut oder Angst? Oder etwas von alledem und noch etwas anderes?

Aus der Welt der manchmal recht drastisch handelnden Zen-Meister ist die Methode des „direkten Zeigens" bekannt geworden, mit der sinnloses Spekulieren über konventionelles Wissen unterbunden werden soll. Dies ist gar nicht so verschieden von *Artauds* Vorstellung über das Theater, die ich eingangs zitiert habe. Ziel ist „das Erlebnis selbst". Etwas ähnliches habe ich in diesem Buch versucht.

„Fa-Yen fragte den Mönch Hsüan-Tzu, warum er ihm nach Zen niemals irgendwelche Fragen gestellt habe. Der Mönch erklärte, er habe bereits durch einen anderen Meister Zen verstehen gelernt. Von Fa-Yen zur näheren Erklärung genötigt, sagte der Mönch, daß er, als er seinen Lehrer gefragt hatte: ‚Was ist der Buddha?' die Antwort bekommen habe: ‚Pin-ting-T'ung-tzu will Feuer holen'. ‚Eine gute Antwort', sagte Fa-Yen. ‚Aber ich bin sicher, du verstehst sie nicht'.

‚Ping-ting', erklärte der Mönch, ‚ist der Feuergott. Macht er sich auf die Suche nach Feuer, so ist es dasselbe, als machte ich mich auf die Suche nach dem Buddha. Ich bin bereits der Buddha, und jede Frage erübrigt sich'. ,Dacht' ich's doch!' sagte Fa-Yen lachend. ,Du hast sie nicht verstanden'. Der Mönch ward davon so getroffen, daß er das Kloster verließ, später jedoch tat es ihm leid, er kehrte zurück und bat demütig um Belehrung. ,Frag du mich', sagte Fa-Yen.

,Was ist der Buddha', fragte der Mönch.

,Ping-ting-T'ung-tzu will Feuer holen'." (nach *Watts*)

Zitierte Literatur

Bacon, F., Das neue Organon (1620), Berlin 1962.

Bastian, T., Der unerhörte Ruf, Haag & Herchen, Frankfurt 1981.

—, Von der Eugenik zur Euthanasie, Verlagsgemeinschaft Erl, Bad Wörishofen 1981.

Bateson, G., Language and Psychotherapy, *Psychiatry* Vol. 21, 1958, S. 96.

Binding, K., Hoche, A., Die Freigabe der Vernichtung lebensunwerten Lebens, Leipzig 1920.

Brown, N. O., Life Against Death, Wesleyan University 1959.

Dörner, K., Bürger und Irre, Fischer, Frankfurt 1975.

Duerr, H. P., Traumzeit, Syndikat, Fankfurt 1978.

Dutschke, R., Die Widersprüche des Spätkapitalismus, die antiautoritären Studenten und ihr Verhältnis zur Dritten Welt, in: *Bergmann, Dutschke, Lefèvre, Rabehl* (Hrsg.), Rebellion der Studenten oder die neue Opposition, Rowohlt, Reinbek 1968.

Eißler, K. R., Die Ermordung von wievielen seiner Kinder muß ein Mensch symptomfrei ertragen können, um eine normale Konstitution zu haben?, *Psyche* 17 (1963) 4.

Forel, A., Verbrechen und konstitutionelle Seelenabnormitäten, München 1907.

Freud, S., Gutachten über die elektrische Behandlung der Kriegsneurotiker (1920), *Psyche* 26 (1973).

Fuchs, W. R., Bevor die Erde sich bewegte, dva, Stuttgart 1975.

Gaupp, R., Wege und Ziele psychiatrischer Forschung, Tübingen 1907.

—, Die Unfruchtbarmachung geistig und seelisch Kranker und Minderwertiger, Berlin 1925.

Gross, R., Schölmerisch, P., Lehrbuch der Inneren Medizin, Stuttgart - New York 1977.

Hartmann, F., Linzbach, J., Nissen, R. (Hrsg.), Fischer-Lexikon Medizin 1, Fischer, Frankfurt 1959.

Helms, H. G., Fetisch Revolution, *ad lectores* 8, Neuwied und Berlin 1969.

Hesse, H., Kleine Freuden, Suhrkamp, Frankfurt 1977.

Hitler, A., Mein Kampf, Berlin 1925.

Hoche, A., Krieg und Seelenleben, Freiburg 1915.

—, Jahresringe, München 1935.

Illich, I., Die Nemesis der Medizin, Rowohlt, Reinbek 1977.

Kautzky, R., (Hrsg.), Sterben im Krankenhaus, Herder, Freiburg 1976.

Laquer, B., Eugenik und Dysgenik, Wiesbaden 1914.

Lee, R. B., und *I. De Vore* (ed.), Man the Hunter, Chicago 1968.

Lévy-Strauss, C., Mythos und Bedeutung, Hanser, Frankfurt 1980.

Lewis, C. S., Perelandra, Heyne, München 1976.

Loewy-Hattendorf, E. von, Krieg, Revolution und Unfallneurosen, Berlin 1920.

Marx, K., Das Kapital, Bd. 1-3, Dietz, Berlin 1970.

Mitscherlich, A., Mielke, F., Wissenschaft ohne Menschlichkeit, Heidelberg 1949.

Nin, Anais, Die Tagebücher, 1931-1934, Hamburg 1968.

Nitsche, P., Schneider, C., Einführung in die Abteilung Seelische Hygiene, Berlin und Leipzig 1930.

Reil, J. C., Rhapsodien über die Anwendung der psychischen Curmethode auf Geisteszerrüttungen, Halle 1803.

Rieff, Ph., Triumph of the Therapeutic, New York 1968.

Rüdin, E., Über den Zusammenhang zwischen Geisteskrankheit und Kultur, Archiv für Rassen- und Gesellschaftsbiologie 7 (1910).

—, Rassenhygiene im völkischen Staat, München 1934.

Russell, B., Probleme der Philosophie, Frankfurt 1969.

Schettler, G. (Hrsg.), Innere Medizin. Ein kurzgefaßtes Lehrbuch, Thieme, Stuttgart 1976.

Schmidbauer, W., Die hilflosen Helfer, Rowohlt, Reinbek 1977.

Simpson, G. G., Biologie und Mensch, Suhrkamp, Frankfurt 1972.

Suzuki, D. T., Über den Zen-Buddhismus, in: E. Fromm, D. T. Suzuki, R. de Martino, Zen-Buddhismus und Psychoanalyse, Suhrkamp, Frankfurt 1972.

Tocqueville, A. de, In der nordamerikanischen Wildnis, Stuttgart 1969.

Watts, A., Psychotherapie und östliche Befreiungswege, Kösel, München 1981.

—, Zen-Buddhismus, Rowohlt, Reinbek 1961.

Bildnachweis

Blasius, D., Der verwaltete Wahnsinn, Fischer, Frankfurt 1980: Abbildungen S. 12, S. 39 unten.

Duca, L., Die Geschichte der Erotik, VMA, Wiesbaden 1980: Abbildungen S. 32, S. 88, S. 114.

Haber, H., Gefangen in Raum und Zeit, Rowohlt, Reinbek 1977: Abbildungen S. 18, S. 104.

Illies, J., Anthropologie des Tieres, dtv, München 1977: Abbildung S. 39 oben.

Morus, Eine Weltgeschichte der Sexualität, Rowohlt, Reinbek 1956: Abbildung S. 82.

Prüfungsfragen, Ökologisches und Chirurgisches Stoffgebiet, Jungjohann, Heidelberg 1980: Abbildungen Deckblatt, S. 10, S. 40, S. 72